U0334994

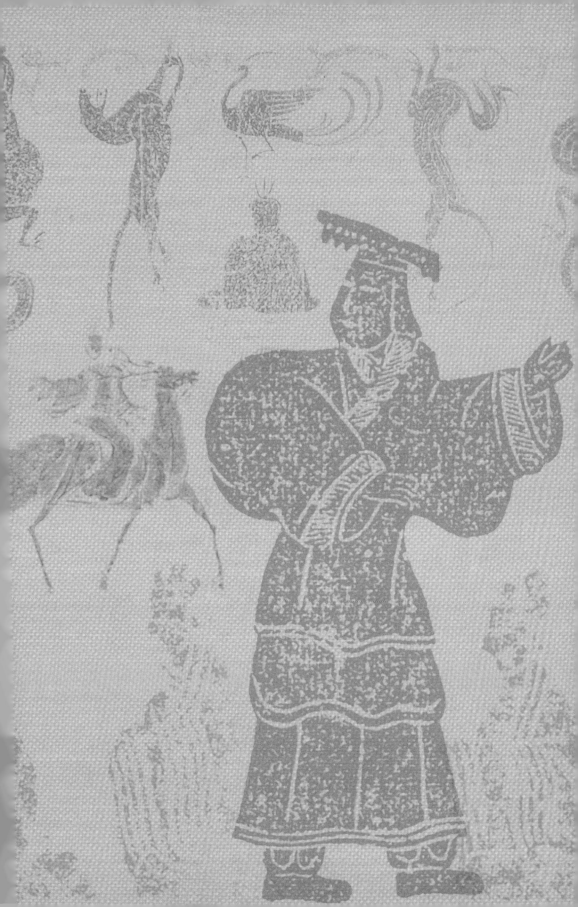

中国古医籍整理丛书

心印绀珠经

明·李汤卿 撰

于 恒 苏 妆 校注

中国中医药出版社

·北 京·

图书在版编目（CIP）数据

心印绀珠经／（明）李汤卿撰；于恒，苏妆校注 . —北京：中国中医药出版社，2015. 1（2021. 1 重印）

（中国古医籍整理丛书）

ISBN 978 - 7 - 5132 - 2237 - 2

Ⅰ. ①心…　Ⅱ. ①李… ②于… ③苏…　Ⅲ. ①医案 - 汇编 - 中国 - 明代　Ⅳ. ①R249. 48

中国版本图书馆 CIP 数据核字（2014）第 293013 号

中 国 中 医 药 出 版 社 出 版

北京经济技术开发区科创十三街 31 号院二区 8 号楼

邮政编码　100176

传真　010 64405721

廊坊市祥丰印刷有限公司印刷

各地新华书店经销

＊

开本 710×1000　1/16　印张 8　字数 73 千字

2015 年 1 月第 1 版　2021 年 1 月第 2 次印刷

书　号　ISBN 978 - 7 - 5132 - 2237 - 2

＊

定价　25. 00 元

网址　www. cptcm. com

国家中医药管理局
中医药古籍保护与利用能力建设项目
组织工作委员会

前 言

中医药古籍是传承中华优秀文化的重要载体，也是中医学传承数千年的知识宝库，凝聚着中华民族特有的精神价值、思维方法、生命理论和医疗经验，不仅对于传承中医学术具有重要的历史价值，更是现代中医药科技创新和学术进步的源头和根基。保护和利用好中医药古籍，是弘扬中国优秀传统文化、传承中医学术的必由之路，事关中医药事业发展全局。

1949 年以来，在政府的大力支持和推动下，开展了系统的中医药古籍整理研究。1958 年，国务院科学规划委员会古籍整理出版规划小组在北京成立，负责指导全国的古籍整理出版工作。1982 年，国务院古籍整理出版规划小组召开全国古籍整理出版规划会议，制定了《古籍整理出版规划（1982—1990）》，卫生部先后下达了两批 200 余种中医古籍整理任务，掀起了中医古籍整理研究的新高潮，对中医文化与学术的弘扬、传承和发展，发挥了极其重要的作用，产生了不可估量的深远影响。

2007 年《国务院办公厅关于进一步加强古籍保护工作的意见》明确提出进一步加强古籍整理、出版和研究利用，以及

"保护为主、抢救第一、合理利用、加强管理"的方针。2009年《国务院关于扶持和促进中医药事业发展的若干意见》指出，要"开展中医药古籍普查登记，建立综合信息数据库和珍贵古籍名录，加强整理、出版、研究和利用"。《中医药创新发展规划纲要（2006—2020)》强调继承与创新并重，推动中医药传承与创新发展。

2003~2010年，国家财政多次立项支持中国中医科学院开展针对性中医药古籍抢救保护工作，在中国中医科学院图书馆设立全国唯一的行业古籍保护中心，影印抢救濒危珍本、孤本中医古籍1640余种；整理发布《中国中医古籍总目》；遴选351种孤本收入《中医古籍孤本大全》影印出版；开展了海外中医古籍目录调研和孤本回归工作，收集了11个国家和2个地区137个图书馆的240余种书目，基本摸清流失海外的中医古籍现状，确定国内失传的中医药古籍共有220种，复制出版海外所藏中医药古籍133种。2010年，国家财政部、国家中医药管理局设立"中医药古籍保护与利用能力建设项目"，资助整理400余种中医药古籍，并着眼于加强中医药古籍保护和研究机构建设，培养中医古籍整理研究的后备人才，全面提高中医药古籍保护与利用能力。

在此，国家中医药管理局成立了中医药古籍保护和利用专家组和项目办公室，专家组负责项目指导、咨询、质量把关，项目办公室负责实施过程的统筹协调。专家组成员对古籍整理研究具有丰富的经验，有的专家从事古籍整理研究长达70余年，深知中医药古籍整理研究的重要性、艰巨性与复杂性，履行职责认真务实。专家组从书目确定、版本选择、点校、注释等各方面，为项目实施提供了强有力的专业指导。老一辈专家的学术水平和智慧，是项目成功的重要保证。项目承担单位山东中医药大学、南京中医药大学、上海中医药大学、福建中医药大学、浙江省中医药研究院、陕西省中医药研究院、河南省中医药研究院、辽宁中医药大学、成都中医药大学及所在省市中医药管理部门精心组织，充分发挥区域间互补协作的优势，并得到承担项目出版工作的中国中医药出版社大力配合，全面推进中医药古籍保护与利用网络体系的构建和人才队伍建设，使一批有志于中医学术传承与古籍整理工作的人才凝聚在一起，研究队伍日益壮大，研究水平不断提高。

本着"抢救、保护、发掘、利用"的理念，该项目重点选择近 60 年未曾出版的重要古医籍，综合考虑所选古籍的保护价值、学术价值和实用价值。400 余种中医药古籍涵盖了医经、基础理论、诊法、伤寒金匮、温病、本草、方书、内科、外科、女科、儿科、伤科、眼科、咽喉口齿、针灸推拿、养生、医案医话医论、医史、临证综合等门类，跨越唐、宋、金元、明以迄清末。全部古籍均按照项目办公室组织完成的行业标准《中医古籍整理规范》及《中医药古籍整理细则》进行整理校注，绝大多数中医药古籍是第一次校注出版，一批孤本、稿本、抄本更是首次整理面世。对一些重要学术问题的研究成果，则集中收录于各书的"校注说明"或"校注后记"中。

"既出书又出人"是本项目追求的目标。近年来，中医药古籍整理工作形势严峻，老一辈逐渐退出，新一代普遍存在整理研究古籍的经验不足、专业思想不坚定等问题，使中医古籍整理面临人才流失严重、青黄不接的局面。通过本项目实施，搭建平台，完善机制，培养队伍，提升能力，经过近 5 年的建设，锻炼了一批优秀人才，老中青三代齐聚一堂，有效地稳定了研究队伍，为中医药古籍整理工作的开展和中医文化与学术的传承提供必备的知识和人才储备。

本项目的实施与《中国古医籍整理丛书》的出版，对于加强中医药古籍文献研究队伍建设、建立古籍研究平台，提高古籍整理水平均具有积极的推动作用，对弘扬我国优秀传统文化，推进中医药继承创新，进一步发挥中医药服务民众的养生保健与防病治病作用将产生深远影响。

第九届、第十届全国人大常委会副委员长许嘉璐先生，国家卫生计生委副主任、国家中医药管理局局长、中华中医药学会会长王国强先生，我国著名医史文献专家、中国中医科学院马继兴先生在百忙之中为丛书作序，我们深表敬意和感谢。

由于参与校注整理工作的人员较多，水平不一，诸多方面尚未臻完善，希望专家、读者不吝赐教。

国家中医药管理局中医药古籍保护与利用能力建设项目办公室

二〇一四年十二月

许 序

"中医"之名立，迄今不逾百年，所以冠以"中"字者，以别于"洋"与"西"也。慎思之，明辨之，斯名之出，无奈耳，或亦时人不甘泯没而特标其犹在之举也。

前此，祖传医术（今世方称为"学"）绵延数千载，救民无数；华夏屡遭时疫，皆仰之以度困厄。中华民族之未如印第安遭染殖民者所携疾病而族灭者，中医之功也。

医兴则国兴，国强则医强。百年运衰，岂但国土肢解，五千年文明亦不得全，非遭泯灭，即蒙冤扭曲。西方医学以其捷便速效，始则为传教之利器，继则以"科学"之冕畅行于中华。中医虽为内外所夹击，斥之为蒙昧，为伪医，然四亿同胞衣食不保，得获西医之益者甚寡，中医犹为人民之所赖。虽然，中国医学日益陵替，乃不可免，势使之然也。呜呼！覆巢之下安有完卵？

嗣后，国家新生，中医旋即得以重振，与西医并举，探寻结合之路。今也，中华诸多文化，自民俗、礼仪、工艺、戏曲、历史、文学，以至伦理、信仰，皆渐复起，中国医学之兴乃属必然。

迄今中医犹为国家医疗系统之辅，城市尤甚。何哉？盖一则西医赖声、光、电技术而于20世纪发展极速，中医则难见其进。二则国人惊羡西医之"立竿见影"，遂以为其事事胜于中医。然西医已自觉将入绝境：其若干医法正负效应相若，甚或负远逾于正；研究医理者，渐知人乃一整体，心、身非如中世纪所认定为二对立物，且人体亦非宇宙之中心，仅为其一小单位，与宇宙万象万物息息相关。认识至此，其已向中国医学之理念"靠拢"矣，虽彼未必知中国医学何如也。唯其不知中国医理何如，纯由其实践而有所悟，益以证中国之认识人体不为伪，亦不为玄虚。然国人知此趋向者，几人？

国医欲再现宋明清高峰，成国中主流医学，则一须继承，一须创新。继承则必深研原典，激清汰浊，复吸纳西医及我藏、蒙、维、回、苗、彝诸民族医术之精华；创新之道，在于今之科技，既用其器，亦参照其道，反思己之医理，审问之，笃行之，深化之，普及之，于普及中认知人体及环境古今之异，以建成当代国医理论。欲达于斯境，或需百年欤？予恐西医既已醒悟，若加力吸收中医精粹，促中医西医深度结合，形成21世纪之新医学，届时"制高点"将在何方？国人于此转折之机，能不忧虑而奋力乎？

予所谓深研之原典，非指一二习见之书、千古权威之作；就医界整体言之，所传所承自应为医籍之全部。盖后世名医所著，乃其秉诸前人所述，总结终生行医用药经验所得，自当已成今世、后世之要籍。

盛世修典，信然。盖典籍得修，方可言传言承。虽前此50余载已启医籍整理、出版之役，惜旋即中辍。阅20载再兴整理、出版之潮，世所罕见之要籍千余部陆续问世，洋洋大观。

今复有"中医药古籍保护与利用能力建设"之工程，集九省市专家，历经五载，董理出版自唐迄清医籍，都400余种，凡中医之基础医理、伤寒、温病及各科诊治、医案医话、推拿本草，俱涵盖之。

噫！璐既知此，能不胜其悦乎？汇集刻印医籍，自古有之，然孰与今世之盛且精也！自今而后，中国医家及患者，得览斯典，当于前人益敬而畏之矣。中华民族之屡经灾难而益蕃，乃至未来之永续，端赖之也，自今以往岂可不后出转精乎？典籍既蜂出矣，余则有望于来者。

谨序。

许嘉璐

二〇一四年冬

王 序

中医学是中华民族在长期生产生活实践中，在与疾病作斗争中逐步形成并不断丰富发展的医学科学，是中国古代科学的瑰宝，为中华民族的繁衍昌盛作出了巨大贡献，对世界文明进步产生了积极影响。时至今日，中医学作为我国医学的特色和重要医药卫生资源，与西医学相互补充、相互促进、协调发展，共同担负着维护和促进人民健康的任务，已成为我国医药卫生事业的重要特征和显著优势。

中医药古籍在存世的中华古籍中占有相当重要的比重，不仅是中医学术传承数千年最为重要的知识载体，也是中医为中华民族繁衍昌盛发挥重要作用的历史见证。中医药典籍不仅承载着中医的学术经验，而且蕴含着中华民族优秀的思想文化，凝聚着中华民族的聪明智慧，是祖先留给我们的宝贵物质财富和精神财富。加强对中医药古籍的保护与利用，既是中医学发展的需要，也是传承中华文化的迫切要求，更是历史赋予我们的责任。

2010 年，国家中医药管理局启动了中医药古籍保护与利用能力建设项目。这既是传承中医药的重要工程，也是弘扬优秀民族文化的重要举措，不仅能够全面推进中医药的有效继承和创新发展，为维护人民健康做出贡献，也能够彰显中华民族的璀璨文化，为实现中华民族伟大复兴的中国梦作出贡献。

相信这项工作一定能造福当今，嘉惠后世，福泽绵长。

国家卫生和计划生育委员会副主任

国家中医药管理局局长

中华中医药学会会长

王国强

二○一四年十二月

马 序

　　新中国成立以来，党和国家高度重视中医药事业发展，重视古籍的保护、整理和研究工作。自 1958 年始，国务院先后成立了三届古籍整理出版规划小组，分别由齐燕铭、李一氓、匡亚明担任组长，主持制订了《整理和出版古籍十年规划（1962—1972）》《古籍整理出版规划（1982—1990)》《中国古籍整理出版十年规划和"八五"计划（1991—2000)》等，而第三次规划中医药古籍整理即纳入其中。1982 年 9 月，卫生部下发《1982—1990 年中医古籍整理出版规划》，1983 年 1 月，中医古籍整理出版办公室正式成立，保证了中医古籍整理出版规划的实施。2002 年 2 月，《国家古籍整理出版"十五"（2001—2005）重点规划》经新闻出版署和全国古籍整理出版规划领导小组批准，颁布实施。其后，又陆续制定了国家古籍整理出版"十一五"和"十二五"重点规划。国家财政多次立项支持中国中医科学院开展针对性中医药古籍抢救保护工作，文化部在中国中医科学院图书馆专门设立全国唯一的行业古籍保护中心，国家先后投入中医药古籍保护专项经费超过 3000 万元，影印抢救濒危珍、善、孤本中医古籍 1640 余种，开展了海外中医古籍目录调研和孤本回归工作。2010 年，国家财政部、国家中医药管理局安排国家公共卫生专项资金，设立了"中医药古籍保护与利用能力建设项目"，这是继 1982～1986 年第一批、第二批重要中医药古籍整理之后的又一次大规模古籍整理工程，重点整理新中国成立后未曾出版的重要古籍，目标是形成并普及规范的通行本、传世本。

为保证项目的顺利实施，项目组特别成立了专家组，承担咨询和技术指导，以及古籍出版之前的审定工作。专家组中的许多成员虽逾古稀之年，但老骥伏枥，孜孜不倦，不仅对项目进行宏观指导和质量把关，更重要的是通过古籍整理，以老带新，言传身教，培养一批中医药古籍整理研究的后备人才，促进了中医药古籍保护和研究机构建设，全面提升了我国中医药古籍保护与利用能力。

作为项目组顾问之一，我深感中医药古籍保护、抢救与整理工作的重要性和紧迫性，也深知传承中医药古籍整理经验任重而道远。令人欣慰的是，在项目实施过程中，我看到了老中青三代的紧密衔接，看到了大家的坚持和努力，看到了年轻一代的成长。相信中医药古籍整理工作的将来会越来越好，中医药学的发展会越来越好。

欣喜之余，以是为序。

中国中医科学院研究员

马继兴

二〇一四年十二月

校注说明

　　《心印绀珠经》，明·李汤卿撰。全书分为上下两卷，依次为原道统、推运气、明形气、评脉法、察病机、理伤寒、演治法、辨药性、十八剂等9篇。

　　作者李汤卿的生卒年代和生平事迹无可考，据朱㧑的序文，李汤卿曾与其祖父同时就学于东平王太医门下，而王太医是刘完素再传弟子刘吉甫的门人。由此可知，李汤卿乃河间学派的传人。其生活时代约在元明之际。朱㧑序文中称，其父"既袭祖术，又受业于李君汤卿之门，而得传心之书九篇"，所述"传心之书"即是本书。

　　《心印绀珠经》的版本主要有：明嘉靖二十一年（1542年）当涂邢址刻本，明嘉靖二十六年（1547年）赵瀛刻本，明崇祯六年（1633年）闵齐伋刻本，1980年上海古籍书店据嘉靖二十六年赵瀛刻本的影印本，1985年中医古籍出版社据赵瀛刻本的影印本，以及《四库全书存目丛书·心印绀珠经》的邢址刻本影印本等。

　　明嘉靖二十一年邢址刻本，是该书现存最早的版本。嘉靖二十年，邢址入闽邵武时，因风气蕴毒而病疸，检阅此书中方剂服用，不久痊愈，故而于次年，即嘉靖二十一年，命医生李荣督工翻刻本书。该版本错误少，校刻精当。明嘉靖二十六年赵瀛刻本，系赵瀛据陈守义藏本校订刊刻，校刻时间较早，内容完整。故本次整理以明嘉靖二十一年邢址刻本影印本为底本，以明嘉靖二十六年赵瀛刻本影印本（简称赵瀛刻本）为主校本，以明崇祯六年闵齐伋刻本（简称闵齐伋刻本）为参校本，以书中所引《内经》《素问玄机原病式》《儒门事亲》等的通行版本为他校本。

具体校注原则如下：

1. 将原书竖排格式改为横排，繁体字统一改为简化字，并加标点。凡底本中表示文字位置的"右"，一律径改为"上"，不出校记。

2. 底本引录文献有删节或缩写，但不失原意者，不出校记；有损文义者，出校记注明。

3. 凡底本与校本互异，底本无误，校本有误者，一律不出校记；若显系底本误脱衍倒者，予以勘正，出校记说明；校本异文有参考价值的，出校记说明。凡底本中因刻写致误的明显错别字，如"己"、"已"、"巳"不分，一律径改，不出校记。

4. 凡底本中的异体字、古字、俗写字，一律径改为简化字，如"胷"改作"胸"，"藏府"改作"脏腑"等，不出校记。

5. 底本中出现的中药名、方剂名一律径改为规范用字，如"荜拨"改作"荜茇"，"三花神祐丸"改作"三花神佑丸"，不出校记。

6. 对文中的疑难字、冷僻字、异读字，酌情加以注音、注释。文中的通假字，于首见处出注，并征引书证。

7. 对文中较长的段落适当进行了分段。

8. 原文"评脉法第四"篇"七表属阳"和"八里属阴"中的脉象插图，系扫描底本原图，随文插入编排。其他圆形的插图，因个别图形文字不清，加之有误刻的错字，为了阅读方便，保持全书体例一致，均依据底本和校本摹绘复制。原文中的非圆形的插图，依其内容，均重新横向编排。

9. 底本无目录，在正文前罗列有九个篇章的篇名，兹删去篇名，并据正文内容重新编排目录。

10. 底本卷首、卷尾分别记有"心印绀珠经"、"心印绀珠经上卷终"、"心印绀珠经卷下"、"心印绀珠经终"，兹一并删去，于每卷卷首处补"卷上"、"卷下"，不出校记。

心印绀珠经序

范文正公有曰：达则颔①为良相，穷则颔为良医。良相，深乎道者也；良医，明乎理者也。相以道统国政，所以能成天下致治之化也；医以理察民疾，所以能成天下延龄之生也。道者何？吾儒修己治人之道也。理者何？吾儒观天察地之理也。相深乎道，则能渐仁摩义，移风易俗，使天下万民安；医明乎理，则能释缚脱艰，全真导气，使天下万民寿。为相不知道，则政化不修，纪纲不正，岂能为民之父母哉？为医不知理，则标本不明，阴阳不审，岂能为人之司命哉？

相也，医也，匪儒弗克行也。医而不读《素问》，犹儒而不知《易经》；医而不读本草，犹儒而不知史书。不穷《易经》，则吉凶消长之理、进退存亡之道若云之蔽月矣；不阅史书，则古今治乱之迹、贤愚得失之事若雾之掩日矣。不明《素问》，则造化运气之微、经络标本之妙昧而不知；不观本草，则寒热温凉平之性、酸苦甘辛咸之味茫然而罔识。

儒有道统，医有源流。周孔之道，惟颜、曾、思、孟四传焉。孟子殁后，其传泯矣。轩岐之法，惟长沙太守一人焉。仲景殁后，其法讹矣。寥寥千载之下，能续儒之道统者，程朱二先生而已；能继医之源流者，刘张二先生而已。程朱既出，则周孔之道焕然而复明；刘张既出，则轩岐之法截然而归正。程朱既可与孟子为派，刘张亦可与仲景为俦②。呜呼！学儒而不

---

① 颔（shǒu 手）：首先。
② 俦（chóu 愁）：同类。

遵程朱，异端之学也；术医而不宗刘张，非正之术也。

予家祖儒医，乃东平青字王太医口传心授之徒也。有李君汤卿者，同其时焉。盖守真先生，金朝人也，初传得刘君荣甫，再传得刘君吉甫，三传得阳坡潘君。东平王公，实吉甫之门人也。予父既袭祖术，又受①业于李君汤卿之门，而得传心之书九篇。其论本诸天地之造化，其法源乎运气之阴阳，推之可以应万病之机，卷之可以为寸心之诀。拟幼而学儒，长而学医。理之未明，由儒而后始明；术之未精，由儒而后始精；道之未行，由儒而后始行。因披玩是书，力久而一旦豁然贯通焉。顿知法无定体，应变而施；药不执方，合宜而用。蕴诸中，形诸外，虽未能如响之应声，鼓之应桴，万举万全，百发百中，亦尝活人于枕席之上多矣。予恐其服膺久而②忘也，辄自暇日录之于书，以俟③知者。故曰：父母有疾病卧于床，委之庸医，比之不慈不孝。事亲者，不可不知医。先觉之言，岂欺我哉！吁！苟能为医以造乎精微之理，则犹为相以阐夫正大之道。治病有法，治世有方，此其所以为良相、良医也。

　　　　　　　　　　　　儒医后进朱拚好谦再拜谨书

---

① 受：原作"授"，据闵齐伋刻本改。
② 而：此后"忘也……谨书"103 字原无，据赵瀛刻本补。
③ 俟（sì 四）：等待。

刊心印绀珠经序

予在内台①时，有遗②以是书者，异其名，取而阅之，医书也。终阅之，乃朱好谦氏世承家学，采集《素问》、本草及诸名家诸书而成编者也。其论医道统系，则严夫王伯③之辨；其论气运与夫寒暑等剂，则悉夫理治之原。非熟究诸书，深探《内经》，而卓有定见，不能类稡④若此，真医家之指南也。

予历仕途，每携以从，虽燕粤殊方，寒燠异气，凡有感冒，按剂治之辄效。去秋入闽邵武，万山丛郁，风气蕴毒，未几病疽。胗⑤视者云："此脾客积热，感湿而成。"因命医生李荣检剂服之，遂尔获痊。荣跽⑥而请曰："闽土气偏而病湿，民命殊脆。此书世所罕见，而备诸方剂，多合闽民之病，盍⑦刻之以济惠下民？亦仁政之一也。"予曰："诺。当谋刻之。"客有在座者笑曰："闽人尚鬼而远医，子之刻是书也，直弁髦⑧耳，民

---

① 内台：元御史台的别称。御史台，古代的官署名，明代改称都察院。

② 遗（wèi 卫）：赠与。

③ 王伯（bà 罢）：王道和霸道。

④ 类稡：分类聚集。稡，通"萃"，聚集。晋·郭璞《尔雅·序》："缀集异闻，会稡旧说。"邢昺疏："会稡者，《广雅》云：'会，收也；稡，聚也。'"

⑤ 胗：同"诊"，诊察。

⑥ 跽（jì 记）：两膝着地，上身挺直。

⑦ 盍（hé 和）：何不。

⑧ 弁髦（biànmáo 变毛）：弁，黑色布帽；髦，童子眉际垂发。古代男子行冠礼，先加黑布帽，次加皮弁，后加爵弁，三加后，即弃黑布帽不用，并剃去垂髦，理发为髻。因以"弁髦"喻弃置无用之物。

无庸①也。"予曰："君子之心，以天地万物为一体者也，视民之有疾而弗以救者，忍也；逆民之无用而弗以传者，隘也。予病夫忍与隘也，是故将刻之也。"客复笑曰："有是哉，子之迂也！闽之民久病于赋，乃今复有意外之征，殆将刳骨而竭其髓也。子之为政，不求诸彼而顾，急夫此，何也?"予曰："民之困于赋者，存乎政；民之困于病者，存乎医。治赋贵缓，而治病宜急。求之政者，予既与民去其甚而安之矣，求之医者，予又可坐视也? 是二者皆民命也，固并行而不可缺焉者也。"客俯而思，久之，起而谢曰："是宜刻之，是宜刻之。子非迂，而予非忍与隘也。"遂即原本，命荣督工翻刻郡斋，以与民共焉。

明嘉靖岁壬寅闰五月望

当涂阳川邢址②书于郡斋之碧玉堂

---

① 庸：需要。

② 邢址：字汝立，安徽当涂人。明嘉靖十一年（1532）进士，历任北京刑部山西司主事、山东道监察御史、山东盐运使等职。除《心印绀珠经》外，另刊行了中医妇儿专著《二难宝鉴》。

目 录

卷　下

卷上

原道统第一

大哉医乎！其来远矣！粤自混沌既判，洪荒始分，阳之轻清者，以气而上浮为天；阴之重浊者，以形而下凝为地。天隆然而位乎上，地隤然①而位乎下。于是阳之精者为日，东升而西坠；阴之精者为月，夜现而昼隐。两仪立矣，二曜行焉。于是玄气凝空，水始生也；赤气炫空，火始生也；苍气浮空，木始生也；素气横空，金始生也；黅②气际空，土始生也。五行备，万物生，三才之道著矣。是以惟人之生，得天地之正气也，头圆象天，足方象地。天有阴阳，人有气血；天有五行，人有五脏。

盖葛天氏③之民，巢居穴处，茹毛饮血，动作以避其寒，阴居以避其暑，太朴④未开，何病之有？迨夫伏羲氏占天望气而画卦，后世有《天元玉册》，目为伏羲之书者，不知上古之时文字不立，斯书何以而作也？神农氏尝百草，一日而七十毒，厥后本草兴焉。黄帝垂衣裳而天下治，与岐伯天师更相问难，上推天文，下穷地理，中极民瘼⑤，《内经》自此而作矣。前乎此经之未作也，民之有疾，惟祝由而已；后乎此经之既作也，

---

① 隤（tuí颓）然：柔顺随和貌。
② 黅（jīn金）：黄色。
③ 葛天氏：传说中的远古帝名。
④ 太朴：谓原始质朴的大道。
⑤ 瘼（mò末）：病痛。

民之有疾，必假砭针以治其外，汤液以疗其内。厥后太朴散而风化开，民务繁而欲心纵，灾沴多端，非大毒小毒、常毒无毒之药弗能蠲矣。

医之太原，《素问》一书而已，二十四卷，八十一篇。其间推原运气之加临，阐明经络之标本，论病必归其要，处治各得其宜，井然而有条，粲然而不紊。若《天元纪大论》、《六元正纪大论》、《五常政大论》、《气交变大论》、《至真要大论》数篇，乃至精至微之妙道，诚万世释缚脱艰，全真导气，拯黎元于仁寿，济羸劣以获安者之大典也。轩岐以下，代不乏人：扁鹊得其一二，演而述《难经》；皇甫士安次而为《甲乙》；杨上善纂而为《太素》；如全元起之解、启玄子之注。所谓源洁则流清，表端则形正。

历代之明医也，独有汉长沙太守张仲景者，揣本求源，探微赜隐，取其大①小奇偶之制定，以君臣佐使之法而作医方焉，如桂枝汤、麻黄汤、大青龙汤、小青龙汤。论伤寒无汗为表实，伤寒自汗为表虚。表实者当发汗，不可服桂枝；表虚者当解肌，不可服麻黄。至于伤寒见风、伤风见寒等证，无汗者用以大青龙汤，有汗者投以桂枝麻黄各半汤，真千载不传之秘，乃大贤亚圣之资，有继往圣开来学之功也。汉唐以下学者，岂不欲涉其渊微之旨？矧②《内经》之理深幽，无径可入也。如巢元方之作《病源》书，孙思邈之作《千金方》，盖辞益繁而理愈昧，方弥广而法失真，《内经》之书，施用者鲜矣。及朱奉议宗长沙太守之论，编《南阳活人》之书，仲景训阴阳为表里，奉议解

① 大：原作"太"，据闵齐伋刻本改。
② 矧（shěn 沈）：何况。

阴阳为寒热，差之毫厘如烬火之至微，谬以千里如燎原之至恶。其活人也固多，其死人也不寡矣。大哉，守真之刘子乎！《要旨论》、《原病式》二书既作，则《内经》之理昭如日月之明；《直格书》、《宣明论》二书既作，则长沙之法约如枢机之要。如改桂枝麻黄各半汤为双解散，变十枣汤为三花神佑丸，其有功于圣门也不浅矣！同时有张子和者出，明《内经》之大道，续河间之正源，与麻知几讲学，而作《儒门事亲》之书，乃曰吐中有汗，泻中有补，圣人止有三法，无第四者，乃不易之确论，至精之格言，于是有刘、张之派矣。若东垣老人，亦明《素问》之理，亦宗仲景之法，作《济生拔粹》十书以传于世，是以有王道霸道譬焉。明脉取权衡规矩，用药体升降浮沉，知此则可入医道矣。经曰：知其要者，一言而终；不知其要，流散无穷。又曰：知一为下工，知二为中工，知三为上工。上工者十全九，中工者十全八，下工者十全六。此之谓也。

伏羲氏

上古三皇中第一人也，后世所传有《天元玉册》。

神农氏

上古三皇中第二人也，后世所传有《本草》一书。

黄帝氏

上古三皇中第三人也，有熊国君，少典之子，姓公孙，都涿鹿之丘，以土德王天下，造指南之车，殄灭①蚩尤，号曰轩辕黄帝。与天师岐伯问答，而作《内经·灵枢》、《素问》二书。

---

① 殄（tiǎn 舔）灭：消灭。

扁鹊

卢国之医，姓秦，名越人，号扁鹊，演《八十一难经》。

仲景

汉长沙太守张机，字仲景，号曰长川公，有《伤寒论》。

守真

金河间人氏刘完素，字守真，号曰宗真子。章宗皇帝三聘不起，御赐高尚先生。有《内经运气要旨论》十万余言，《素问玄机原病式》一帙，《习医要用直格书》三卷，《医方精要宣明论》二帙。

子和

金宛丘人氏张戴人是也。有《儒门事亲》书三十篇，《十形三疗》一帙，《治病百法》一帙，《三复指迷》一帙，《治法心要》一帙，《三法六门世传方》一帙。

东垣

元初人也。李杲，字明之，号曰东垣老人，乃易水张洁古老人之门生也。有《济生拔粹》十书。

标本运气歌 以下皆子和先生所作也①

少阳从本为相火，太阴从中湿土坐。厥阴从中火是家，阳明从中湿是我。太阳少阴标本从，阴阳二气相包裹。风从火断汗之宜，燥与湿兼下之可。万病能将火湿分，掣开轩岐无缝锁。

---

① 以下皆……所作也：指标本运气歌、寻十二经水火分治、处治和用药的内容为张子和所作。

寻十二经水火分治

肝胆由来从火治，三焦包络都无异。脾胃常将湿处求，肺与大肠同湿类。肾与膀胱心小肠，寒热临时旋商议。恶寒表热小膀温，恶热表寒心肾炽。十二经，最端的，四经属火四经湿，四经有热有寒时。攻里解表细消息①，里热里寒宜越竭，表热表寒宜汗释。湿同寒，火同热，寒热到头无两说。六分分来一分寒，寒热中停真浪舌②。热寒格拒病机深，亢则害承乃制别。紧寒数热脉正邪，标本求之真妙诀。休治风，休治燥，治得火时风燥了。当解表时莫攻里，当攻里时莫解表。表里如或两可攻，后先内外分多少。治湿无过似决川，此个筌蹄③最分晓。感谢轩岐万世恩，争奈醯鸡④笑天小。

处治

病如不是当年气，看与何年运气同。只向某年求活法，方知都在至真中。

用药

不读本草，焉知药性；专殢⑤药性，决不识病；假饶识病，未必得法；识病得法，工中之甲。能穷《素问》，病受何气，便知用药当择何味。不诵十二经络，开口动手便错；不通五运六气，检遍方书何济。经络明，认得标；运气明，认得本。求得

---

① 消息：斟酌。

② 浪舌：随意乱说。

③ 筌蹄：亦作"筌蹏"。《庄子·外物》："荃者所以在鱼，得鱼而忘荃；蹄者所以在兔，得兔而忘蹄。"荃，一本作"筌"，捕鱼的竹器。蹄，捕兔的网。后以"筌蹄"比喻达到目的的手段或工具。

④ 醯（xī西）鸡：即蠛蠓，一种小飞虫。比喻小人物。

⑤ 殢（tì替）：滞留。

标，只取本，治千人，无一损。

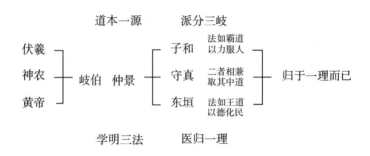

推运气第二

夫五运者，金、木、水、火、土也；六气者，风、火、暑、湿、燥、寒也。天干取运，地支取气。天干有十，配合则为五运；地支十二，对待①则为六气。天气始于甲，地气始于子，天地相合则为甲子。故甲子者，干支之首也。天气终于癸，地气终于亥，天地相合则为癸亥。故癸亥者，干支之末也。阴阳相间，刚柔相须，是以甲子之后乙丑继之，壬戌之后癸亥继之，三十年为一纪，六十年为一周，太过不及，斯皆见矣。

然以天干兄弟次序言之，甲乙，东方木也；丙丁，南方火也；戊己，中央土也；庚辛，西方金也；壬癸，北方水也。以其夫妇配合言之，甲与己合而化土，乙与庚合而化金，丙与辛合而化水，丁与壬合而化木，戊与癸合而化火。故甲己之岁，土运统之；乙庚之岁，金运统之；丙辛之岁，水运统之；丁壬之岁，木运统之；戊癸之岁，火运统之。诗曰：甲己化

---

① 对待：指两两相配。

土乙庚金，丁壬木位尽成林，丙辛便是长流水，戊癸离宫号曰心。

然以地支循环之序言之，寅卯，属春木也；巳午，属夏火也；申酉，属秋金也；亥子，属冬水也；辰戌丑未，属四季土也。以其对冲之位言之，子对午，而为少阴君火；丑对未，而为太阴湿土；寅对申，而为少阳相火；卯对酉，而为阳明燥金；辰对戌，而为太阳寒水；巳对亥，而为厥阴风木。故子午之岁，君火主之；丑未之岁，湿土主之；寅申之岁，相火主之；卯酉之岁，燥金主之；辰戌之岁，寒水主之；巳亥之岁，风木主之。诗曰：子午少阴君火暑，丑未太阴湿土雨，寅申少阳相火炎，卯酉阳明燥金主，辰戌太阳司水寒，巳亥厥阴风木举。

然五运有主运，有客运；六气有主气，有客气。主运、主气万载而不易，客运、客气每岁而迭迁。然则客运也，有太过焉，有不及焉。太过之年，甲、丙、戊、庚、壬，五阳干也；不及之年，谓乙、丁、己、辛、癸，五阴干也。太过者其至先，不及者其至后。客气也，有正化焉，有对化焉。正化之岁，谓午未寅酉辰亥之年也；对化之岁，谓子丑申卯戌巳之年也。正化者令之实，对化者令之虚。假令甲子年，甲为土运，统主一年；子为君火，专司一岁。一期①三百六十五日零二十五刻，正合乎周天三百六十五度四分度之一也。一期之中，主运以位，而相次于下；客运以气，而周流于上。主运者，木为初之运，火为第二运，土为第三运，金为第四运，水为第五运。客运者，假如甲己年，甲为土运，初之运即土

① 一期（jī击）：一周年。

也；土生金，二之运即金也；金生水，三之运即水也；水生木，四之运即木也；木生火，五之运即火也。每一运各主七十二日零五刻。太过之年，大寒前十三日交，名曰先天。不及之年，大寒后十三日交，名曰后天。平气之年，正大寒日交，名曰齐天。

一岁之内，主气定守于六位，客气循行于四时。主气者，风为初之气，火为二之气，暑为三之气，湿为四之气，燥为五之气，寒为终之气。客气者，假令子午年，少阴君火司天，阳明燥金司地，太阴湿土为天之左间，厥阴风木为天之右间，所以面南而命其位也；太阳寒水为地之左间，少阳相火为地之右间，所谓面北而命其位也。一气在上，一气在下，二气在左，二气在右。经曰：天地者，万物之上下也；左右者，阴阳之道路也。地之左间为初之气，天之右间为二之气，司天为三之气，天之左间为四之气，地之右间为五之气，司地为终之气，每一气各王六十日八十七刻半有奇。

申子辰之年，大寒日寅初一刻交初之气，至春分日子时之末交二之气，至小满日亥时之末交三之气，至大暑日戌时之末交四之气，至秋分日酉时之末交五之气，至小雪日申时之末交终之气，所谓一六天也。巳酉丑之年，大寒日巳初一刻交初之气，至春分日卯时之末交二之气，至小满日寅时之末交三之气，至大暑日丑时之末交四之气，至秋分日子时之末交五之气，至小雪日亥时之末交终之气，所谓二六天也。寅午戌之年，大寒日申初一刻交初之气，至春分日午时之末交二之气，至小满日巳时之末交三之气，至大暑日辰时之末交四之气，至秋分日卯时之末交五之气，至小雪日寅时之末交终之气，所谓三六天也。亥卯未之年，大寒日亥初一刻交初之气，至春分日酉时之末交二之气，至小满日申时之末交三之气，至大暑日未时之末交四之气，至秋分日午时之末交五之气，至小雪日巳时之末交终之气，所谓四六天也。盖因客气加于主运之上，主气临于客气之下，天时所以不齐①，民病所由生也。

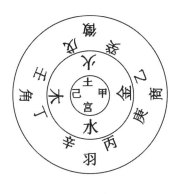

五运配五音图

角音属木，丁壬化之。丁，阴木也；壬，阳木也。丁为少角，壬为太角。木旺于春，触物而生，有角之义也。角者，触也。徵音属火，戊癸化之。戊，阳火也；癸，阴火也。戊为太徵，癸为少徵。火旺于夏，物长已极，有止之义也。徵者，止也。宫音属土，甲己化之。甲，阳土也；己，阴土也。甲为太宫，己为少宫。土旺于长夏，位在中央，有宫之义也。宫者，中也。商音属金，乙庚化之。乙，阴金也；庚，阳金也。乙为少商，庚为太商。金旺于秋，万物刚强，有商之义也。商者，强也。羽音属水，丙辛化之。丙，阳水也；辛，阴水也。丙为太羽，辛为少羽。水旺于冬，阳气屈而阴气伸，有

① 齐：正常。

舒之义也。羽者，舒也。

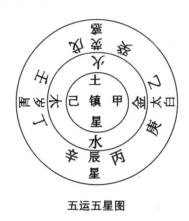

五运五星图

假令子午年六气如此，余者以类推①之。

在天之气　三年一降　五年迁正　司泉降极复升

左间	太阴湿土	面		右间	少阳相火	面
司天	少阴君火	南命	运居于中	司泉	阳明燥金	北命
右间	厥阴风木	位		左间	太阳寒水	位

在地之气　三年一升　五年迁正　司天升极复降

六气司天图

上图言其六气之定位也。经有南政、北政之说，其六气之布令也。南政者，面南布政，以象君位，向明而治；北政者，面北布政，以象臣位，听君之令。盖六十年中，十年南政，余者皆北政也。何以言之？甲己之岁，土也。土为物之尊，

---

① 推：原作"椎"，据赵瀛刻本改。

心印绀珠经

一〇

五行之主，万物非土无以生，五行非土无以备，贯统四时，寄王四季。故土运居中，司天司泉之气，皆面南而处尊也；余运居中，司天司泉之气，皆面北而处卑也。诗曰：到者司天进四地，阴阳上下定灾危。后学医流如晓得，逐年病体见根机。此之谓也。

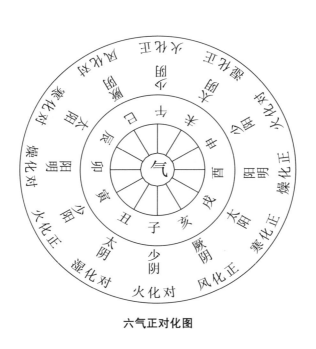

六气正对化图

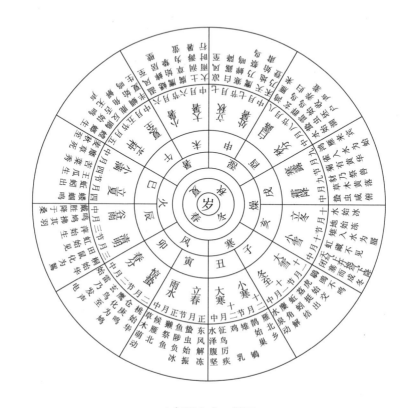

六气配七十二候图

周天三百六十五度四分度之一，以为期岁之数也。故五日为一候，三候为一气，二气为一月，六十日为一气，三月为一时，四时为一岁。经曰：不知年之所加，气之盛衰，虚实之所起，不可以为工矣。

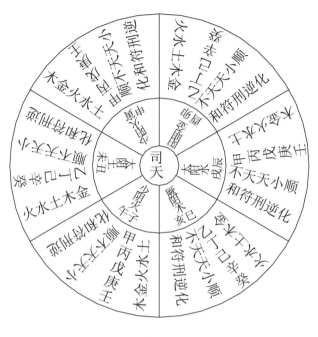

六十年纪运图

天符 运气相同曰天符

戊子、戊午、戊寅年，运气皆火；丙辰、丙戌年，运气皆水；己丑、己未年，运气皆土；乙卯、乙酉年，运气皆金；丁巳、丁亥年，运气皆木。六十年中，有此十二年天符也。

顺化 天气生运曰顺化

甲子、甲午、甲寅、甲申年，火下生土也；壬辰、壬戌年，水下生木也；乙丑、乙未年，土下生金也；辛卯、辛酉年，金下生水也；癸巳，癸亥年，木下生火也。六十年中有此十二①顺化也。

---

① 十二：据上下文义，此后疑脱"年"字。

天刑天气克运曰天刑

庚子、庚午、庚寅、庚申年，火下克金也；戊辰、戊戌年，水下克火也；辛丑、辛未年，土下克水也；丁卯、丁酉年，金下克木也；己巳、己亥年，木下克土也。六十年中，有此十二年天刑也。

小逆运生天气曰小逆

壬子、壬午、壬寅、壬申年，木上生火也；庚辰、庚戌年，金上生水也；癸丑、癸未年，火上生土也；己卯、己酉年，土上生金也；辛巳、辛亥年，水上生木也。子临父位，于理未当，六十年中，有此十二年小逆也。

不和运克天气曰不和

丙子、丙午、丙寅、丙申年，水上克火也；甲辰、甲戌年，土上克水也；辛丑、辛未年，水上克土也；癸卯、癸酉年，火上克金也；己巳、己亥年，金上克木也。六十年中，有此十二年不和也。

岁会运临本气之位曰岁会

子，水位也，丙子年水运临之；午，火位也，戊午年火运临之；卯，木位也，丁卯年木运临之；酉，金位也，乙酉年金运临之；辰戌丑未，土位也，甲辰、甲戌、己丑、己未年，土运临之。六十年中，有此八年岁会也。

太乙天符天符岁会相合曰太乙天符

戊午、乙酉、己未、己丑，六十年中，有此四年太乙天符也。

支德符运与四孟月同日支德符

寅属木，春孟月也，壬寅年木运临之；巳属火，夏孟月也，癸巳年火运临之；申属金，秋孟月也，庚申年金运临之；亥属水，冬孟月也，辛亥年水运临之。六十年中，有此四年支德符也。

干德符运与交司日相合曰干德符

甲与己合，乙与庚合，丙与辛合，丁与壬合，戊与癸合，一年遇此二干天地德合，亦为平气之岁也。

同天符太过之运加地气曰同天符

庚子、庚午年，运同司地燥金；壬寅、壬申年，运同司地风木；甲辰、甲戌年，运同司地湿土。六十年中，有此六年①天符也。

同岁会不及之运加地气曰同岁会

辛丑、辛未年，运临司地寒水；癸卯、癸酉年，运临司地君火；癸巳、癸亥年，运临司地相火。六十年中，有此六年同岁会也。

	客运		主运
初之运	甲太宫	己少宫 湿土	加风木
二之运	乙少商	庚太商 燥金	加热火
三之运	丙太羽	辛少羽 寒水	加湿土
四之运	丁少角	壬太角 风木	加燥金
五之运	戊太徵	癸少徵 热火	加寒水

甲己土运加临图

---

① 有此六年：据上文标题，此后疑脱"同"字。

	客运			主运
初之运	乙少商	庚太商	燥金	加风木
二之运	丙太羽	辛少羽	寒水	加热火
三之运	丁少角	壬太角	风木	加湿土
四之运	戊太徵	癸少徵	热火	加燥金
五之运	甲太宫	己少宫	湿土	加寒水

乙庚金运加临图

	客运			主运
初之运	丙太羽	辛少羽	寒水	加风木
二之运	丁少角	壬太角	风木	加热火
三之运	戊太徵	癸少徵	热火	加湿土
四之运	己少宫	甲太宫	湿土	加燥金
五之运	庚太商	乙少商	燥金	加寒水

丙辛水运加临图

	客运			主运
初之运	丁少角	壬太角	风木	加风木
二之运	戊太徵	癸少徵	热火	加热火
三之运	己少宫	甲太宫	湿土	加湿土
四之运	庚太商	乙少商	燥金	加燥金
五之运	辛少羽	丙太羽	寒水	加寒水

丁壬木运加临图

	客运			主运
初之运	戊太徵	癸少徵	热火	加风木
二之运	己少宫	甲太宫	湿土	加热火
三之运	庚太商	乙少商	燥金	加湿土
四之运	辛少羽	丙太羽	寒水	加燥金
五之运	壬少角	丁太角	风木	加寒水

戊癸火运加临图

　　主气万载而不易　　　　主气应地者静

初之气 太阳寒水　天时 流水复冰雪霜时降　民病 腹痛清厥　风
二之气 厥阴风木　天时 地起飘风　民病 眩冒　火
三之气 少阳君火　天时 炎炽大作　民病 疫疠盛行　暑

　　　　上下加临　　　　主客胜负

四之气 太阴湿土　天时 雨水淋淫　民病 濡泻肿满　湿
五之气 少阳相火　天时 凉风怒期　民病 疟　燥
终之气 阳明燥金　天时 寒气肃杀　民病 癥瘕　寒

　　　客气一岁而一迁　　　客气应天者动

子午之纪图

　　主气万载而不易　　　　主气应地者静

初之气 厥阴风木　天时 大风数举云偃沙飞　民病 强直支痛缓戾筋络　风
二之气 少阴君火　天时 暄热　民病 血溢血泄　火
三之气 太阴湿土　天时 暑雨蒸泽　民病 黄疸　暑

　　　　上下加临　　　　主客胜负

四之气 少阳相火　天时 热郁淫雨　民病 疟痢　湿
五之气 阳明燥金　天时 大凉　民病 咳逆　燥
终之气 太阳寒水　天时 大寒凛冽　民病 厥逆禁固　寒

　　　客气一岁而一迁　　　客气应天者动

丑未之纪图

　　主气万载而不易　　　　主气应地者静

初之气 少阴君火　天时 温和风举　民病 掉眩　风
二之气 太阴湿土　天时 雨降复暖　民病 温热之喘　火
三之气 少阳相火　天时 赤地炎蒸　民病 暴病暴死　暑

　　　　上下加临　　　　主客胜负

四之气 阳明燥金　天时 凉雨时降　民病 疟肿　湿
五之气 太阳寒水　天时 霜降太凉　民病 郁热之疾　燥
终之气 厥阴风木　天时 雷霜风大起　民病 目疾赤肿　寒

　　　客气一岁而一迁　　　客气应天者动

寅申之纪图

主气万载而不易　　　主气应地者静

初之气	太阴湿土	天时	雨作风举	民病	泻肿眩晕	风
二之气	少阳相火	天时	温热	民病	疫疠大行	火
三之气	阳明燥金	天时	雨水愆期 天气燥热	民病	痈肿	暑

上下加临　　　主客胜负

四之气	太阳寒水	天时	雨雹不时	民病	泄泻	湿
五之气	厥阴风木	天时	云物不宁	民病	强直	燥
终之气	少阴君火	天时	雨雪愆期	民病	中热	寒

客气一岁而一迁　　　客气应天者动

卯酉之纪图

主气万载而不易　　　主气应地者静

初之气	少阳相火	天时	暄暖	民病	湿病	风
二之气	阳明燥金	天时	万物干燥	民病	诸热之疾	火
三之气	太阳寒水	天时	热郁	民病	内热	暑

上下加临　　　主客胜负

四之气	厥阴风木	天时	风雨交作	民病	痹	湿
五之气	少阳君火	天时	凉风衍期 草木晚凋	民病	疮痒	燥
终之气	太阴湿土	天时	雨雪交作 寒风凛冽	民病	痹厥	寒

客气一岁而一迁　　　客气应天者动

辰戌之纪图

主气万载而不易　　　主气应地者静

初之气	阳明燥金	天时	草木晚发 天气反凉	民病	两胁痛	风
二之气	太阳寒水	天时	天气反寒	民病	郁热	火
三之气	厥阴风木	天时	风火交作	民病	眩晕呕逆	暑

上下加临　　　主客胜负

四之气	少阴君火	天时	蒸溽霖雨	民病	泻痢	湿
五之气	太阴湿土	天时	淫溃	民病	泻肿	燥
终之气	少阳相火	天时	蛰虫将现 流水不冰	民病	暴热之疾	寒

客气一岁而一迁　　　客气应天者动

巳亥之纪图

夫五运六气相摩相荡，上加下临，六十年之纪不能齐矣。太过之纪有五：木曰发生，火曰赫曦，土曰敦阜，金曰坚成，水曰流衍。不及之纪有五：木曰委和，火曰伏明，土曰卑监，金曰从革，水曰涸流。平气之纪有五：木曰敷和，火曰升明，土曰备化，金曰审平，水曰静顺。太过则乘己所胜，而侮所不胜。侮反受邪，寡于畏也。不及则胜己者来欺之，子必为母复仇也。

发生之纪，谓壬子、壬午、壬寅、壬申、壬辰、壬戌六年也。岁木太过，风气流行，脾土受邪，偃木飞沙，草木早生，岁星明现，民病腹痛濡泻，饮食不下①，上支两胁，膈咽不通，胃脘当心而痛，甚则忽忽眩冒巅疾。

赫曦之纪，谓戊子、戊午、戊寅、戊申四年也。岁火太过，热气流行，肺金受邪，阳焰沸腾，山川赤地，荧惑星明现，民病咳嗽喘逆，肺痿寒热，血溢血泄，甚则身热肤痛。

敦阜之纪，谓甲子、甲午、甲寅、甲申、甲辰、甲戌六年也。岁土太过，湿气流行，肾水受邪，淫雨水潦，田牧土驹，镇星明现，民病七疝瞀溏②，甚则腹大肿满。

坚成之纪，谓庚辰、庚戌二年也。岁金太过，燥气流行，肝木受邪，草木晚生，不时霜降，太白星明现，民病胁痛，善恐如人将捕之，甚则皮肤皴揭。

流衍之纪，谓丙子、丙午、丙寅、丙申、丙辰、丙戌六年也。岁水太过，寒邪流行，心火受邪，雪霜凛冽，水泽冰坚，辰星明现，民病心悬如病饥，坚痞甚痛，甚则厥逆禁固。

---

① 不下：原无，据闵齐伋刻本补。
② 瞀溏：即"瞀溏"。

委和之纪，谓丁丑、丁未、丁卯、丁酉四年也。岁木不及，燥气妄行，肝反受邪，草木晚生，黄落凋陨，太白星光芒，民病胁痛支满，复则火令大举，肺金受制，民病喘逆唾血。

伏明之纪，谓癸丑、癸未、癸卯、癸酉四年也。岁火不及，寒气妄行，心反受邪，雪霜时降，寒气凛冽，辰星光芒，民病吐利腥秽，食已不饥，复则湿令大举，肾水受制，民病膝痛胫肿。

卑监之纪，谓己卯、己酉、己巳、己亥四年也。岁土不及，风气妄行，脾反受邪，雨水愆期，大风数举，岁星光芒，民病胃脘当心而痛，复则燥令大举，肝木受制，民病胁痛。

从革之纪，谓乙巳、乙亥二年也。岁金不及，热气妄行，肺反受邪，草木焦黄，天暑地热，荧惑星光芒，民病肺痿寒热，咳血，复则寒令大举，心火受制，民病厥心痛。

涸流之纪，谓辛丑、辛未、辛巳、辛亥四年也。岁水不及，湿气妄行，肾反受邪，阴雨淋溃，雪霜晚降，镇星光芒，民病膝痛胫肿，复则风令大举，脾土受制，民病腹痛濡泻。

敷和之纪，谓丁巳、丁亥二年也。木本不及，上逢天符助之，得其平也，气化均，民病少。

升明之纪，谓戊辰、戊戌二年也。火本太过，上逢天刑克之，减而得其平也。癸巳、癸亥二年，火本不及，上逢顺化，天气生之，助而得其平也，气化均，民病少。

备化之纪，谓己丑、己未二年，上逢太乙天符助之，得其平也，气化均，民病少。

审平之纪，谓庚子、庚午二年上逢君火，庚寅、庚申二年上逢相火，天刑克之，减而得其平也。乙丑、乙未二年上逢顺化生之，乙卯年逢天符，乙酉年逢太乙天符助之，得其平也，气化均，民病少。

静顺之纪，辛卯、辛酉二年，上逢顺化生之，得其平也，气化均，民病少。

明形气第三

夫人之有生也，禀天地之阴阳，假父母之精血，交感凝结以为胞胎也。乾道成男，坤道成女。始自襁褓，以至髫龀①，迨其成童，与夫壮年，岂易然哉！故一月之孕，有白露之称。二月之胚，有桃花之譬。及其三月，先生右肾则为男，阴包阳也；先生左肾则为女，阳包阴也。其次肾生脾，脾生肝，肝生肺，肺生心，以生其胜己者。肾属水，故五脏由是为阴。其次心生小肠，小肠生大肠，大肠生胆，胆生胃，胃生膀胱，膀胱生三焦，以生其己胜者。小肠属火，六腑由是为阳。其次三焦生八脉，八脉生十二经，十二经生十二络，十二络生一百八十系络，系络生一百八十缠络，缠络生三万四千孙络，孙络生三百六十五骨节，骨节生三百六十五大穴，大穴生八万四千毛窍，则耳、目、口、鼻、四肢、百骸之身皆备矣。所谓四月形像具，五月筋骨成，六月毛发生，正谓此也。至七月，则游其魂而能动左手，八月游其魄而能动右手，九月三转身，十月满足，母子分解。其中有延月生者，必生贵子；不足日月生者，必主贫薄之人。

诞生之后，有变蒸之热，长其精神，壮其骨髓，生其意智。三十二日一变蒸，生肾气焉。六十四日二变蒸，生膀胱之气焉。肾与膀胱属水，其数一也。九十六日三变蒸，生心气焉。一百

---

① 髫龀（tiáochèn 条衬）：谓幼年。

二十八日四变蒸，生小肠之气焉。心与小肠属火，其数二也。一百六十日五变蒸，生肝气焉。一百九十二日六变蒸，生胆气焉。肝与胆属木，其数三也。二百二十四日七变蒸，生肺气焉。二百五十六日八变蒸，生大肠之气焉。肺与大肠属金，其数四也。二百八十八日九变蒸，生脾气焉。三百二十日十变蒸，生胃气焉。脾与胃属土，其数五也。变蒸已毕，一期岁焉。齿生发长，神智有异于前也。故曰：齿者，骨之余也；发者，血之余也；爪者，筋之余也；神者，气之余也。

吁！人身之难得也，如此哉！方其幼也，有如水面之泡，草头之露。气血未定，易寒易热；肠胃绵脆，易饥易饱。为母者调摄不得其宜，必不能免乎吐、泻、惊、疳之病矣。及其长也，嗜欲既开，不能修养，是以六气迭侵于其外，七情交战于其中，百忧累其心，万事劳其形，一蜗之气，安能无病焉？小儿之疮疹，大人之伤寒，尤其甚也。所以黄帝问于岐伯曰："余闻上古之人，春秋皆度百岁，而动作不衰，今时之人，年至半百而动作衰矣，时世异耶？人将失之耶？"岐伯对曰："上古之人，其知道者，和于阴阳，法于术数，饮食有节，起居有常，不妄作劳，故能形与神俱，而尽终其天年，度百岁乃去。今时之人不然也，以酒为浆，以妄为常，以欲竭其精，以耗散其真，不知持满，不时御神，务快其心，逆于生乐，起居无节，故半百而衰矣。是故圣人不治已病治未病，不治已乱治未乱。夫病已成而后药之，乱已成而后治之，譬犹渴而穿井，斗而铸兵，不亦晚乎？"

五脏六腑之位

五脏者，心、肝、脾、肺、肾也。六腑者，小肠、大肠、胆、胃、膀胱、三焦也。肺最居上，为诸脏之华盖，六叶两耳，主藏魄。心在肺下，其体半垂，如未开莲花，上有七孔三毛，主藏神。心下为膈，膈下有胃，主藏水谷。胃左有肝，左三叶，右四叶，主藏魂。胆在肝之短叶间，有精汁三合。胃右有脾，主藏意。胃下为腹，大肠当脐，右回十六曲；小肠左回叠积十六曲，主传溲便。二肠之下为脐，脐下为膀胱，主藏溺。背脊骨节第七之下有二肾：左者为肾，主藏志；右为命门，主藏精。故曰：脏者，藏也；腑者，聚也。

五脏六腑之官

心者，君主之官，神明出焉。肺者，相傅之官，治节出焉。肝者，将军之官，谋虑出焉。肾者，作强之官，技巧出焉。脾胃者，仓廪之官，五味出焉。胆者，中正之官，决断出焉。膻中者，臣使之官，喜乐出焉。小肠者，受盛之官，化物出焉。大肠者，传道之官，变化出焉。膀胱者，州都之官，津液藏焉，气化则能出矣。三焦者，决渎之官，水道出焉。凡此十二官者，不得相失也。主明则下安，以此养生则寿，没世①不殆，以为天下则昌。主不明则十二官危，使道闭塞而不通，以此养生则殃，以为天下者，其宗大危，戒之戒之。故曰：心者，一身之主宰，万事之本根也。

五脏之候

目者，肝之外候，肝气通于目，目和则辨白黑矣。鼻者，肺之外候，肺气通于鼻，鼻和则知香臭矣。舌者，心之外候，心气通于舌，舌和则知五味矣。口者，脾之外候，脾气通于口，口和则知谷味矣。耳者，肾之外候，肾气通于耳，耳和则知五

---

① 没（mò 莫）世：终身。

音矣。

五脏之窍

东方青色，入通于肝，开窍于目。南方赤色，入通于心，开窍于舌。中央黄色，入通于脾，开窍于口。西方白色，入通于肺，开窍于鼻。北方黑色，入通于肾，开窍于耳及二阴。故清阳出上窍，乃气道呼吸之间；浊阴出下窍，乃便溺传泻之所。

五脏所生

肺主声，入心为言，入肝为呼，入脾为歌，入肾为呻吟，自入为哭。肝主色，入肺为白，入心为赤，入脾为黄，入肾为黑，自入为青。心主臭，入肝为臊臭，入肺为腥臭，入脾为香臭，入肾为腐臭，自入为焦臭。脾主味，入心为苦，入肝为酸，入肺为辛，入肾为咸，自入为甘。肾主液，入心为汗，入肝为泪，入肺为涕，入脾为涎，自入为唾。

五脏所养

肺养皮毛，心养血脉，脾养肌肉，肝养筋膜，肾养骨髓。

四海

脑者，髓之海也。胸者，气之海也。冲脉，血之海也。脾胃，水谷之海也。

八溪

肉之小会曰溪，谓二肘、二膝、四腕也。

一谷

肉之大会曰谷，臀是也。

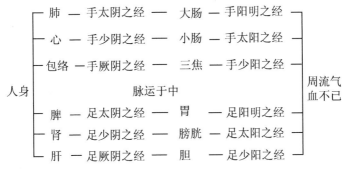

脏腑配经络图

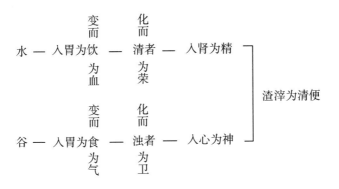

水谷化精神图

十二经络 径而直者为经，支而横者为络

手太阴之脉，起于中焦，下络大肠，还循胃口，上膈属肺。从肺系横出腋下，下循臑内，行少阴、心主之前，下肘中，循臂内上骨下廉，入寸口，上循鱼际，出大指之端。其支者，从腕后直出次指内廉，出其端，次注手阳明。

手阳明之脉，起于大指次指之端，循指上廉，出合谷两骨之间，上入两筋之中，循臂上廉，入肘外廉，上臑外前廉，上肩，出髃骨之前廉，上出于柱骨之会上，下入缺盆，络肺，下膈，属大肠。其支者，从缺盆上颈，贯颊，下入下齿中，还出侠①口，交人中，左之右，右之左，上侠鼻孔，次注足阳明。

足阳明之脉，起于鼻，交頞中，傍约太阳之脉，下循鼻外，入上齿中，还出侠口，环唇，下交承浆，却循颐后下廉，出大迎，循颊车，上耳前，过客主人，循发际，至额颅。其支者，从大迎前下人迎，循喉咙，入缺盆，下膈，属胃，络脾。其直者，从缺盆下乳内廉，下侠脐，入气街中。其支者，起于胃口，下循腹里，下至气街中而合。以下髀关，抵伏兔，下膝膑中，下循胫外廉，下足跗，入中指内间。其支者，下廉三寸而别，下入中指外间。其支者，别跗上，入大指间，出其端，次注足太阴。

足太阴之脉，起于大指之端，循指内侧白肉际，过核骨后，上内踝前廉，上腨内，循胫骨后，交出厥阴之前，上膝股内前廉，入腹，属脾，络胃，上膈，侠咽，连舌本，散舌下。其支者，复从胃，别上膈，注心中，次注手少阴。

手少阴之脉，起于心中，出属心系，下膈，络小肠。其支者，从心系上侠咽，系目系。其直者，复从心系却上肺，下出腋下，下循臑内后廉，行太阴、心主之后，下肘内，循臂内后廉，抵掌后锐骨之端，入掌内后廉，循小指之内，出其端，次注手太阳。

手太阳之脉，起于小指之端，循手外侧上腕，出踝中，直

---

① 侠：通"夹"。指经脉并行于某一部位的左右两边。《史记·刘敬叔孙通列传》："殿下郎中侠陛，陛数百人。"

上循臂骨下廉，出肘内侧两筋之间，上循臑外后廉，出肩解，绕肩胛，交肩上，入缺盆，络心，循咽下膈，抵胃，属小肠。其支者，从缺盆循颈上颊，至目锐眦，却入耳中。其支者，别颊上顿，抵鼻，至目内眦，斜络于颧，次注足太阳。

足太阳之脉，起于目内眦，上额，交巅。其支者，从巅至耳上角。其直者，从巅入络脑，还出别下项，循肩髆内，侠脊，抵腰中，入循膂，络肾，属膀胱。其支者，从腰中下侠脊，贯臀，入腘中。其支者，从髆内左右别下，贯胛，侠脊内，过髀枢，循髀外，从后廉下合腘中，以下贯腨内，出外踝之后，循京骨，至小指外侧，次注足少阴。

足少阴之脉，起于小指之下，斜趋足心，出于然谷之下，循内踝之后，别入跟中，以上腨内，出腘内廉，上股内后廉，贯脊，属肾，络膀胱。其直者，从肾上贯肝膈，入肺中，循喉咙，侠舌本。其支者，从肺出，络心，注胸中，次注手厥阴。

手厥阴之脉，起于胸中，出属心包，下膈，历络三焦。其支者，循胸出胁，下腋三寸，上抵腋下，循臑内，行太阴、少阴之间，入肘中，循臂内，入掌中，循中指出其端。其支者，从掌中，循小指次指出其端，次注手少阳。

手少阳之脉，起于小指次指之端，上出两指之间，循手表腕，出臂外两骨之间，上贯肘，循臑外上肩，交出足少阳之后，入缺盆，布膻中，散络心包，下膈，循属三焦。其支者，从膻中上出缺盆，上项，系耳后，直上出耳上角，以屈下颊，抵顿。其支者，从耳后入耳中，出走耳前，过客主人，前交颊，至目锐眦，次注足少阳。

足少阳之脉，起于目锐眦，上抵头角，下耳后，循颈，行手少阳之前，至肩上，却交出手少阳之后，入缺盆。其支者，从耳后入耳中，出走耳前，至目锐眦之后。其支者，别锐眦，下大迎，合于手少阳，抵于䪼，下加颊车，下颈，合缺盆，以下胸中，贯膈，络肝，属胆，循胁里，出气街，绕毛际，横入髀厌中。其直者，从缺盆下腋，循胸，过季胁，下合髀厌中，以下循髀①阳，出膝外廉，下外辅骨之前，直下抵绝骨之端，下出外踝之前，循足跗上，入小指次指之间。其支者，别跗上，入大指之间，循大指歧骨内，出其端，还贯爪甲，出三毛，次注足厥阴。

足厥阴之脉，起于大指丛毛之际，上循足跗上廉，去内踝一寸，上踝八寸，交出太阴之后，上腘内廉，循股阴，入毛中，过阴器，抵小腹，夹胃，属肝，络胆，上贯膈，布胁肋，循喉咙之后，上入颃颡，连目系，上出额，与督脉会于巅。其支者，从目系下颊里，环唇内。其支者，复从肝别贯膈，上注肺，次注手太阴。

奇经八脉

督脉者，起于下极之腧，并于脊里，上至风府，入属于脑。

任脉者，起于中极之下，以上毛际，循腹里，上关元，至咽喉，上颐，循面，入目，络舌。

冲脉者，起于气冲，并足阳明之经，夹脐上行，至胸中而散。

带脉者，起于季胁，回身一周。

阳跷脉者，起于跟中，循外踝，上行入风池。

阴跷脉者，亦起于跟中，循内踝，上行至咽喉，交贯冲脉。

---

① 髀：此后原衍"少"字，据《灵枢·经脉》删。

阳维，起于诸阳之会。

阴维，起于诸阴之交。

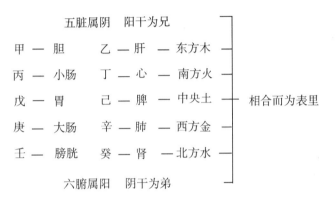

五脏属阴　阳干为兄

甲 — 胆	乙 — 肝 — 东方木 —
丙 — 小肠	丁 — 心 — 南方火 —
戊 — 胃	己 — 脾 — 中央土 — 相合而为表里
庚 — 大肠	辛 — 肺 — 西方金 —
壬 — 膀胱	癸 — 肾 — 北方水 —

六腑属阳　阴干为弟

脏腑配五行图

天非纯阳　　　　　亦有三阴　　　　　天以阳生阴长而为春夏

	寅 手少阳三焦经		巳 手厥阴心包络经	
春	卯 手阳明大肠经	生 夏	午 手少阴心之经	长 手之经络应天
	辰 手太阳小肠经		未 手太阴肺之经	

天时十二月　　　　　人身十二经　　　　　地支十二位

	申 足少阳胆之经		亥 足厥阴肝之经	
秋	酉 足阳明胃之经	杀 冬	子 足少阴肾之经	藏 足之经络应地
	戌 足太阳膀胱经		丑 足太阴脾之经	

地非纯阴　　　　　亦有三阳　　　　　地以阳杀阴藏而为秋冬

经络配四时图

评脉法第四

脉者，何也？莫非气乎？气为卫，卫行脉外。莫非血乎？血为荣，荣行脉中。然则脉之一字，果何物乎？尝试原之，必有说矣。盖人之眇①躯浑然中处，吾身之气血即天地之阴阳也。天地之阴阳，所以一升一降者，必有主宰者焉；人身之气血，所以一周一转者，必有统御者焉。知此则知脉矣。古之"衇"字，从血从瓜，所以使气血各依分派而行经络也。今之"脉"字，从月从永，所以使肌肉以之长久而保天年也。脉者有三：一曰命之本，二曰气之神，三曰形之道。经所谓天和是矣。至于折一肢，瞽一目，亦不能害生，而脉不可须臾失矣，失则绝命害生也。春之生也，吾之脉与天地之气而同升。夏之长也，吾之脉与天地之气而同浮。秋之杀也，吾之脉与天地之气而同降。冬之藏也，吾之脉与天地之气而同沉。分而言之，曰气，曰血，曰脉；总而言之，唯脉运行气血而已矣。是以气血盛则脉盛，气血衰则脉衰，气血和则脉平，气血乱则脉病，气血壮则脉大，气血微则脉小，气血热则脉数，气血寒则脉迟。长人则脉长，短人则脉短，性紧则脉紧，性缓则脉缓，室女尼冠则脉濡，婴儿稚子则脉急。脉为气血之体，气血乃脉之用也。然则气血能使脉之盛衰又得以致焉，盖因谷入于胃，脉道乃行。谷气多，则气血荣昌，脉亦盛矣；谷气少，则气血微弱，脉亦衰矣。故经曰：四时以胃气为本，脉无胃气则死矣。论而至此，脉之一字，岂非太乙天真之元气乎？

---

① 眇（miǎo 淼）：渺小。

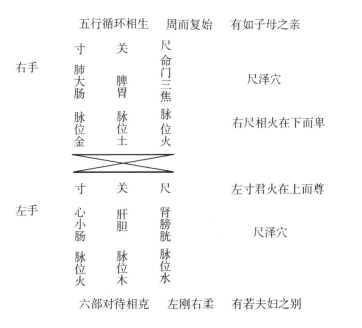

三①部九候图

三部者，寸关尺也。九候者，浮中沉也。寸应天，为上部；关应人，为中部；尺应地，为下部。一部之中，各有浮中沉三候，浮以象天，中以象人，沉以象地，三三如九，故曰三部九候也。然则寸关尺之名，何以言之？盖人手腕后高骨为关，从关至鱼际，得同身之一寸，故名曰寸部。从关至尺泽穴，得同身之一尺，故名曰尺部。寸部属阳，实得寸内九分，阳数九也。尺部属阴，实得尺内一寸，阴数十也。阳出阴入，以关为界，故名曰关部。然则浮中沉之名，何以取之？盖三部之中，六腑之脉常浮，腑属阳也；五脏之脉常沉，脏属阴也；胃气之脉常在沉浮之中，胃为五脏六腑之本也。

---

① 三：原作"一"，据赵瀛刻本改。

轻手诊之为浮候，重手诊之为沉候，不重不轻诊之为中候。故诊法常以平旦，阴气未动，阳气未散，饮食未进，经脉未盛，络脉调匀，气血未乱，乃可诊之。先令病人端身默坐，为医者当澄心息虑。初以中指揣按高骨关位，次下前后二指，轻按消息之，中按消息之，重按消息之。然他醉莫与诊视，自醉莫诊他人。或有病人远来，曾乘车而坐舟，或骑驴而跨马，必待憩歇，久之方与诊视，终不及平旦为准也。然寸部以应上焦，心肺居上也；关部以应中焦，肝脾居中也；尺部以应下焦，肾命居下也。左寸心与小肠，动脉之位君火也。右寸肺与大肠，动脉之位燥金也。左关肝与胆，动脉之位风木也。右关脾与胃，动脉之位湿土也。左尺肾与膀胱，动脉之位寒水也。右尺命门与三焦，动脉之位相火也。然以循环之序言之，则左尺水生左关木，左关木生左寸火，左寸火接右尺火，右尺火生右关土，右关土生右寸金，右寸金生左尺水，生生之意不绝，有子母之亲也。然以对待之位言之，则左寸火克右寸金，左关木克右关土，左尺水克右尺火，左刚右柔，有夫妇之别也。然左手属阳，右手属阴，左寸君火以尊而在上，右尺相火以卑而在下，有君臣之道也。三部之中，有此自然之理，学医者不可不尽心乎！

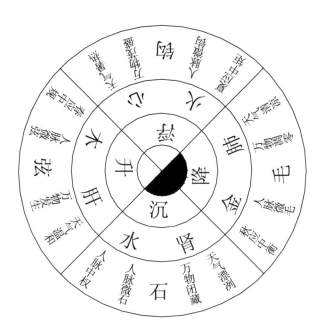

四时平脉应天运图

　　天之阴阳，左升而右降，上浮而下沉，所以为四时之序也。人之气血，春升而秋降，夏浮而冬沉，所以为四时之脉也。四时之序，谓生长化收藏也。四时之脉，谓弦钩缓毛石也。春三月，天气温和，万物发生，肝经木旺，脉来轻虚而滑，端直以长，故曰弦。夏三月，天气暑热，万物盛长，心经火旺，脉来盛去衰，前屈后居，故曰钩。秋三月，天气清凉，万物凋零，肺经金旺，脉来轻虚以浮，故曰毛。冬三月，天气凛冽，万物闭藏，肾经水旺，脉来沉濡而滑，故曰石。经曰：春日浮，如鱼之在波；夏日在肤，泛泛乎万物有余；秋日下肤，蛰虫将去；冬日在骨，蛰虫周密，君子居室。以其脉应天地之运，所以有规矩权衡之譬也。应时而现曰太平，过曰病，不及曰病，反时而现曰死。谓春得秋脉，秋得夏脉，夏得冬脉，冬得长夏脉，长夏得春脉，五行相克，鬼贼之脉现也。脉有胃气曰平，故曰微弦、微钩、微毛、微石，五脏兼胃气而现也。脉无胃气曰死。故真肝脉至，中外急，如循刀刃责责然，如按琴瑟弦，色青白不泽，毛折乃死。真心脉至，坚如抟，如循薏苡子累累然，色赤黑不泽，毛折乃死。真肺脉至，大而浮，如以毛羽中人肤，色白赤不泽，毛折乃死。真肾脉至，抟而绝，如指弹石劈劈然，色黑黄不泽，毛折乃死。真脾脉至，如屋漏雀啄，色黄青不泽，毛折乃死，是不兼胃气也。故人以脉气为宗，以胃气为本也。

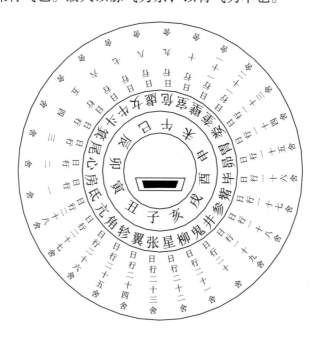

气血流转分昼夜图

周天三百六十五度，太阳一日行一度，从房至胃十四宿为阳，主昼，正人身血气行阳二十五度也。从昴至氐十四宿为阴，主夜，正人身气血行阴二十五度也。盖人身经络，共长一十六丈二尺。手三阳之脉，从手至头，长五尺，五六合三丈。手三阴之脉，从手至胸中，长三尺五寸，三六一丈八尺，五六三尺，合二丈一尺。足三阳之脉，从足至头，长八尺，六八四丈八尺。足三阴之脉，从足至胸中，长六尺五寸，六六三丈六尺，五六三尺，合三丈九尺。人两足跷脉，从足至目，长七尺五寸，二七一丈四尺，二五一尺，合一丈五尺。督脉任脉，各长四尺五寸，二四八尺，二五一尺，合九尺。凡脉长一十六丈二尺也。人一呼，脉行三寸，一吸，脉行三寸，呼吸定息，脉六寸。十息脉行六尺，百息脉行六丈，二百七十息，脉行一十六丈二尺，气血周身一度也，漏水下二刻焉。至明日寅时，周身五十度，脉行八百一十丈，该一万三千五百息，漏水下百刻焉，日行二十八舍也。其始从中焦注手太阴、阳明，阳明注足阳明、太阴，太阴注手少阴、太阳，太阳注足太阳、少阴，少阴注手厥阴、少阳，少阳注足少阳、厥阴，厥阴循还注手太阴，周而复始，循环无端。气主呴①之，血主濡之，脉在其中，为之枢纽也。春秋分昼夜两停，脉行五十度，合乎正数也。若冬至之后，昼四十刻，夜六十刻，阴多阳少，气血凝涩而脉道迟，止行四十度也。夏至之后，昼六十刻，夜四十刻，阳多阴少，气血滑利而脉道疾，反行六十度也。若天气暴热，脉行亦疾；天气暴寒，脉行亦迟。故人不能调养以顺造化之气，则病生而脉变矣。

---

① 呴（xǔ许）：温润。

南政	太阴司天	右寸不应	太阴在泉	右尺不应
	少阴司天	两寸不应	少阴在泉	两尺不应
	厥阴司天	左寸不应	厥阴在泉	左尺不应

南政面南布政 六十年中十年　　北政面北布政 六十年中五十年

北政	太阴司天	右尺不应	太阴在泉	右寸不应
	少阴司天	两尺不应	少阴在泉	两寸不应
	厥阴司天	左尺不应	厥阴在泉	左寸不应

司天不应脉图

天地之间，五行金木水火土而已。经所谓二火者，有君火、相火也。君火以明，相火以位，君火不用事，相火代君行令也。故南政，少阴司天，君火在上，则两寸不应；司泉，君火在下，则两尺不应。厥阴司天，则君火在左，故左寸不应；司泉，则左尺不应。太阴司天，则君火在右，故右寸不应；司泉，则两寸①不应。厥②阴司天，则君火在上，则两尺不应；司泉，君火在下，则两寸不应。厥阴司天，则君火在左，故左尺不应；司泉，则左寸不应。太阴司天，则君火在右，故右尺不应；司泉，则右寸不应。凡不应者，谓脉沉而细，不应于手也。反诊之则沉为浮，细为大也。岁当君火在寸，而沉反应于尺；岁当君火在尺，而沉反应于寸。经曰：尺寸反者死。岁当君火在左，而沉反应于右；岁当君火在右，而沉反应于左。经曰：阴阳易者死。

---

①　两寸：诸本同。据上图，疑为"右尺"之误。
②　厥：诸本同。据上图，疑为"少"之误。

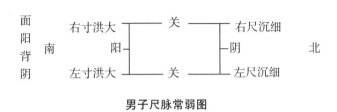

男子尺脉常弱图

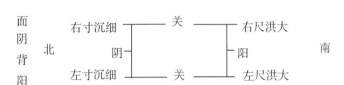

女子尺脉常盛图

经曰：天地者，万物之父母也；阴阳者，血气之男女也。男子负阴而抱阳，女子负阳而抱阴。南方，阳也；北方，阴也。男子面南而生，则两寸在南而得其阳，故寸脉洪大，而尺脉微弱也。女子面北而生，则两寸在北而得其阴，故寸脉微弱，尺脉洪大也。男得女脉为不足，女得男脉为太过。《脉诀》云女人反此背看之，尺脉第三同断病，正谓此也。

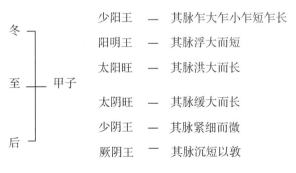

六部主位图

经曰：冬至之后得甲子，少阳王，其脉乍大、乍小、乍短、乍长。盖冬至之后，若得第一甲子，乃大寒中气日也。自大寒至春分六十日，正初之气分也，其时草木方生，风令鼓折，万物未有定象，故脉大小长短不一也。复得甲子，阳明旺，其脉浮大而短，乃第二甲子，正春分至小满六十日，二之气分也，其时草木虽生而未茂盛，阳气清明，故脉浮大而却短也。复得甲子，太阳旺，其脉洪大而长，乃第三甲子，正小满至大暑六十日，三之气分也，其时万物茂盛，阳气极热，故脉洪大而又长也。复得甲子，太阴旺，其脉缓大而长，乃第四甲子，正大暑至秋分六十日，四之气分也，其时湿热变作，林木津润，故脉缓大而长也。复得甲子，少阴旺，其脉紧细而微，乃第五甲子，正秋分至小雪六十日，五之气分也，其时草木凋零，天地肃杀，故脉紧细而微也。复得甲子，厥阴旺，其脉沉短以敦，乃第六甲子，正小雪至大寒六十日，终之气分也，其时万物闭密，阳气伏藏，故脉沉短而反敦厚也。

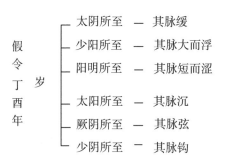

六气客脉图

六步主位之脉，一定而不移，合乎四时之气候也。六分客气之脉，一换而即迁，加乎四时之气候也。然主胜则逆，客胜则从，且今岁丁酉太阴湿土居初之气分，若主气风木旺，则人脉当弦，若客气湿土旺，则人脉当缓，推此可知余岁矣。又如己亥年阳明燥金居初之气分，若主气风木旺，则天气温和，人脉当弦；若客气燥金旺，则天气清凉，人脉当涩。粗工不识气运之加临，不察主客之胜负，便以为春得秋脉，金克木而当死，可谓谬矣。吁！刻舟而求剑，胶柱而调瑟，岂可与言医哉？

right手　寸　关　尺

右手　寸　关　尺　二尺　二尺

　　阳脉殊别　　阴脉搏击　俱浮　俱沉

妊娠三月后诊之大实

　　阳脉殊别　　阴脉搏击　主两男　主两女

左寸　寸　关　尺　胎　胎

妇人阴搏阳别有子脉图

命关　　气关　　风关

小儿食指辩①三关色图

小儿乳抱之时，未能饮食，不可诊脉，但以食指三节为三关辩验之。黄赤为热，青黑为痛，白为寒。见于气关者，主在内之疾；见于风关者，主在外之疾；见于命关者，不治。

---

① 辩：通"辨"，辨别。《易传·系辞上》："辩吉凶者存乎辞。"高亨注："辩借为辨，别也。"

卷上

三九

脉位轻重

初持脉，如三菽之重，与皮毛相得，浮短而涩者，肺脉也；如六菽之重，与血脉相得，浮大而散者，心脉也；如九菽之重，与肌肉相得，中而和缓者，脾脉也；如十二菽之重，与筋相平，沉弦而长者，肝脉也；按之至骨，沉濡而滑者，肾脉也。

脉息迟数

人一呼脉二动，一吸脉二动，呼吸定息，脉又一动。盖呼出心与肺，吸入肾与肝，呼吸之间脾受谷味也。故一息脉五动曰平，五脏俱有气也。一息脉六动曰数，数则为热。一息脉三动曰迟，迟则为寒。脉来数，而时一止复来曰促，主积聚、气痞、忧思所成。脉来缓，而时一止复来曰结，主伤寒热痢，下之则平也。脉动而中止，不能自还，因而复动曰代。代者，死脉也。《脉经》曰：脉一动一止者，两日死；脉两动一止者，四日死；脉三动一止者，六日死；脉四动一止者，八日死；脉五动一止者，十日死；脉十动一止者，一年后春草生而死；二十动一止者，二年后清明节而死；三十动一止者，三年后立秋节而死；四十动一止者，四年后小麦熟而死；五十动一止者，五年后草枯水寒时而死。圣人断生死之诀，有此征验，乃不传之秘也。

七表属阳

〇浮脉者，轻手乃得，重手不见，动在肌肉以上，曰浮。浮以候表，脉见诸阳为表热，诸阴为表寒，又为风，为气盛，为血虚。

〇芤脉者，浮大而软，按之中空，两边实，曰芤。芤主热盛失血：寸芤则吐血，微则衄；关芤则肠痈下血；尺芤则大便血，微则小便血，甚则俱下。

滑脉者，往来前却，流利如珠，浮中如有力，与数相似，曰滑。滑为热，为伏痰，为宿食，为吐逆，为经闭。

实脉者，大而长沉，沉浮皆得其数，曰实。实为甚热，为呕，为痛，为喘。

弦脉者，如张弓弦，按之不移，曰弦。为风，为劳，为拘急，为胁痛。

紧脉者，按之如转索之无常，曰紧。紧脉主痛：与实数相兼，则为热痛；与微细相兼，则为寒痛。

洪脉者，极大而数，举按满指，状如群波之涌，曰洪。洪主阳盛热极。

八里属阴

微脉者，若有若无，极细而软，曰微。多兼于迟，主于阴寒，或伤寒蓄热在里。脉道不利，亦见微细濡弱之脉，不可以为寒，当以标本别之。

沉脉者，重手乃得，轻手不见，动在肌肉以下，曰沉。沉为里，为水，为寒。

缓脉者，比浮而大，纵缓不紧，似迟而小疾，曰缓。缓为伤风自汗，为眩晕不仁。

涩脉者，细而迟，往来难且散，如刀刮竹皮，曰涩。

涩主液血衰，亦主心痛。

迟脉者，脉来三至，曰迟。迟则为寒，或伤寒亡液过极，脉亦迟也。

伏脉者，极重指按之着骨乃得，曰伏。伏主伏痰，为留饮，为畜水，为溏泄。

濡脉者，极软而浮细，曰濡。为自汗，为气弱。

弱脉者，极软而细沉，曰弱。弱为气血俱虚，形气不足。

断生死诀

汗出发润，喘不休者，肺先绝也。

阳反独留，形体如烟熏，直视摇头者，心先绝也。

唇吻反青，四肢漐习①者，肝先绝也。

环口黧黑，柔汗发黄者，脾先绝也。

溲便遗失，狂言，目反直视者，肾先绝也。

汗出如油，喘不休，水浆不下，形体不仁，乍静乍乱者，命门绝也。

阳气前绝，阴气后竭，其人死，身色必青。

阴气前绝，阳气后竭，其人死，身色必赤，腋下温，心下热也②。

---

① 漐（zhí 直）习：谓病人手足汗出颤抖。

② 阴气……心下热也：此 22 字原无，据闵齐伋刻本补。

心印绀珠经

四二

卷下

察病机第五

五运主病

诸风掉眩，皆属肝木。

掉，摇也。眩，昏乱旋运①也。风主动故也。所以风气甚而头目眩运者，由风木旺，必是金衰不能制木，而木复生火，风火皆属阳，多为兼化，阳主乎动，两动相抟则为之旋转。故火本动也，焰得风，自然旋转。如春分至小满而为二之气分，风火相抟，则多起飘风，俗谓之旋风是也，四时皆有之。由五运六气千变万化，冲荡击抟，推之无穷，安得失时而便谓之无也，但有微甚而已。人或乘车、跃马、登舟、环舞，其动不止，而左右纤曲②。经曰曲直动摇，风之用也。眩运而呕吐者，风热甚故也。

诸痛痒疮疡，皆属心火。

人近火气者，微热则痒，热甚则痛，附近则灼而为疮，皆火之用也。或痒痛如针轻刺者，犹飞迸火星灼之然也。痒者，美疾也。故火旺于夏，而万物蕃鲜荣美也。炙之以火，渍之以汤，而痒转甚者，微热之所使也。因而痒去者，热令皮肤宽缓，腠理开通，阳气得泄，热散而去故也。或夏热皮肤痒，而以冷

---

① 运：通"晕"。眩晕。《灵枢·经脉》："五阴气俱绝，则目系转，转则目运。"

② 纤曲：迂回曲折。

水沃①之不去者，寒能收敛，腠理闭密，阳气郁结不能散越，怫热内作故也。痒得爬②而解者，爬为火化，微则亦能令痒，爬令皮肤辛辣，而属金化，辛能散，故金化见而火力分解矣。或云痛为实，痒为虚，非谓虚为寒也，正谓热之微甚也。或疑疮疡皆属大热，而反腐出脓水者，何也？犹谷肉果菜，热极则腐烂而溃为污水也。溃而腐烂者，水之化也。所谓五行之理，过极则胜己者反来制之。故火热过极，则反兼于水化。又如盐能固物，令不腐烂者，咸寒水化，制其火热，使不过极，故得久固也。万物皆然。

诸湿肿满，皆属脾土。

地之体也，土湿过极，则痞塞肿满，物湿亦然。故长夏属土，则庶物隆盛也。

诸气膹郁，病痿，皆属肺金。

膹，谓膹满也。郁，谓奔迫也。痿，谓手足痿弱，无力以运动也。大抵肺主气，气为阳，阳主轻清而升，故肺居上部，病则其气膹满奔迫，不能上升，至于手足痿弱，不能运动。由肺金本燥，燥之为病，血液衰少，不能荣养百骸故也。经曰：目得血而能视，掌得血而能握，指得血而能摄，足得血而能步。故秋金旺则雾气蒙郁，而草木萎落，病之象也。萎，犹痿也。

诸寒收引，皆属肾水。

收敛引急，寒之用也，故冬寒则拘缩矣。

---

① 沃：浸泡。
② 爬：用指甲搔。

六气为病

风　类①

诸暴强直，支痛缓戾，里急筋缩，皆属于风。厥阴风木，乃肝胆之气也。

暴，卒也。强直，坚劲也。支痛，支持也，谓坚固支持，筋挛不柔而痛也。缓，缩也。戾，乖戾也，谓筋缩里急，乖戾失常而病也。然燥金主于紧敛，短缩劲切，风木为病，反见燥金之化者，由亢则害，承乃制也。况风能胜湿而为燥也，风病势甚而成筋缓者，燥之甚也，故甚者皆兼于燥也。

热　类

诸病喘呕，吐酸，暴注下迫，转筋，小便浑浊，腹胀大，鼓②之如鼓，痈疽疡疹，瘤气结核，吐下霍乱，瞀郁肿胀，鼻窒鼽衄，血溢血泄，淋闷，身热恶寒，战栗惊惑悲笑，谵妄，衄蔑血污，皆属于热。少阴君火之热，乃真心、小肠之气也。

喘：火气甚为夏热，衰为冬寒。故病寒则气衰而息微，病热则气盛而息粗而为喘也。

呕：胃膈热甚则为呕，火气炎上之象也。

吐酸者，肝木之味也，由火盛制金，不能平木，而肝木自甚，故为酸也。如饮食热，则易于酸矣。或言吐酸为寒者，误也。且如酒之味苦而性热，能养心火，故饮之则令人色赤气粗，脉洪大而数，语涩谵妄，歌唱悲笑，喜怒如狂，冒昧健忘，烦渴呕吐，皆热证也。其吐必酸，为热明矣。况热则五味皆厚。经曰：在地为化，化生五味。故五味热食，则味皆厚也。是以

---

① 风类：原无，据后文体例及《素问玄机原病式》补。
② 鼓：敲打。

肝热则口酸，心热则口苦，脾热则口甘，肺热则口辛，肾热则口咸，或口淡者胃热也。胃属土，土为万物之母，胃为五脏之本。故伤生冷坚硬之物，则令人噫醋吞酸，犹寒伤皮毛，能令阳气壅滞，而为病热也。俗医妄以为冷，主温和脾胃而获愈者，犹伤寒用桂枝、麻黄药发表令汗出而愈也。若久吐酸不已，则不宜温之，当以寒药下之，后以凉药调之。所以中酸而不宜食油腻之物者，盖因能令气之壅塞也。

暴注：卒泻也。肠胃热甚而传化失常，火性疾速故也。

下迫：里急后重也。火能燥物，能令下焦急迫也。

转筋：热燥于筋而筋转也。或言转筋为寒者，误也。所谓转者，动也。阳动阴静，热证明矣。霍乱吐泻之人，必有转筋之证。大法吐泻烦渴为热，不渴为寒，霍乱转筋而不渴者，未之有也。或曰以温汤渍之则愈，以冷水沃之则剧，何也？盖温汤能令腠理开发，热气消散，转筋即止；冷水能令腠理闭密，热气郁塞，转筋不止。世俗见温汤渍之而愈，妄疑为寒也。

小便浑浊：天气寒则水清洁，天气热则水浑浊，如清水为汤则自白浊也。

腹胀大，鼓之如鼓：气为阳，热甚则气盛，故腹胀满也。

痈：浅而大也。经曰：热胜血，则为痈脓也。

疽：深而恶也。

疡：有头小疮也。

疹：浮小瘾疹也。

瘤气：赤瘤丹熛，热胜气也。

结核：热气郁结，坚硬如果中核也，不必溃发，但令热气散，自然消也。

吐下霍乱：三焦为水谷传化之道路，热气甚则传化失常，而吐泻霍乱也。或言吐泻为寒者，误矣。大法吐泻烦渴为热，不渴为寒。或热吐泻始得之，亦有不渴者。若不止则亡液，而后必渴。或寒本不渴，若亡津液过多，则亦燥而渴也。

大抵完谷不化而色白，吐利腥秽，澄彻清冷，小便清白不涩，身凉不渴，脉沉细而迟者，寒证也。如小儿病热吐利，乳未消而色尚白，不可便言为寒，当以饮食药物之色别之。若谷虽不化，而色变非白，小便赤黄，吐利烦渴，脉洪大而数者，热证也。盖泻白为寒，余皆为热泻。白者，肺金之色也。由寒水甚而制火，不能平金，肺金自甚，故色白也。泻青者，肝木之色也。由火盛制金，不能平木，肝木自甚，故色青也。如伤寒少阴下利清水，色纯青，仲景以大承气汤下之，为热明矣。泻黄者，脾土之色也。由火盛水衰，脾土自旺，故色黄也。泻红者，心火之色也。泻黑者，肾水之色也。由亢则害，承乃制，火热过极，反兼水化制之，故色黑也，下痢色黑者即死。又如疮疖，皆属火热，其本一也，其标则有五焉。以其在皮肤之分属肺金，故出白脓；以其在血脉之分属心火，故为血疖；以其在肌肉之分属脾土，故出黄脓；以其在筋之分属肝木，故其脓色带苍；深至骨属肾水，故紫黑血也。若以下痢黑者为寒，然则疮疖之出紫黑血者亦为冷欤？又如痢本湿热之相兼也，举世皆言赤痢为热、白痢为寒者，误之久矣。殊不知阴阳之道，犹权衡也，一高则必一下，一盛则必一衰，故阳盛者阴必衰，阴盛者阳必衰，自然之理也。岂有阴阳二气俱盛于肠胃，而同为赤白之痢乎？夫痢何也？盖因六七月间，世之谷肉果菜湿热太盛，人食之，感其毒气于肠胃，而化为污水，腐烂为脓血，而下赤白也。

治痢之法，当以苦寒之药治之。如晋朝钱仲阳处香连丸以治小儿之痢，深得玄理。木香苦温，黄连苦寒，苦能燥湿，寒能胜热，温能开发肠胃之郁结，愈痢多矣。今世俗医，但以辛热姜桂之药，以治诸痢。病之微者，能令肠①胃开通，郁结消散，苟获一愈；病之甚者，怫热不开，痢疾转盛，轻则为小溲不通水肿之疾，重则为瞀乱之病而死矣。深可叹哉！

又如妇人赤白带下之病，同乎痢也。盖人有十二正经，脉有奇经八脉。带脉者，奇经之一也，起于季胁，回身一周，如束带然。妇人下焦湿热太甚，津液涌溢，从带脉淋沥而下也。举世皆言白带为寒者，亦误矣。凡病此者，必头目昏眩，口苦舌干，咽嗌不利，小便赤涩，大便秘滞，脉实而数，皆热证也。治带下之法，亦以辛苦寒药为主，不可骤用燥热之药，以损人生命也。又如酒盅而大便濡泻者，亦由湿热也。或水肿，或发黄，皆湿热也。呜呼！人既有形，不能无病；有生，不能无死。然医者但当按法治之，若标本不明，阴阳不审，误投汤药，实实虚虚而死者，是谁之过欤？故曰：世无良医，枉死者半。讵不诬矣。

瞀：神昏而气浊也。

郁：热极则腠理郁结，而气道不通也。

肿胀：阳热太甚，则肿满䐜胀也。如六月庶物隆盛，肿胀之象明可见矣。

鼻窒：谓鼻塞也。伤风寒于腠理而为鼻塞者，寒能收敛，阳气不通畅也。人侧卧则下窍通利，上窍反塞者，谓阳明之经左右相交于鼻也。

鼽：鼻出清涕也。

---

① 肠：原作"阳"，据闵齐伋刻本改。

衄：鼻出血也。

血溢：血出于上窍也。

血泄：血出于下窍也。

淋：热客膀胱，小便涩痛也。或曰小便涩而不通为热，遗溲不禁为冷。岂知热甚客于肾部，干于足厥阴之经，廷孔郁结极甚，气液不能宣通，故痿痹而神无所用。津液渗入膀胱而为溲也，如伤寒少阴热极则遗溲，其理明矣。世传众方又有冷淋之说，可笑也已。及观其所治之方，还用榆皮、瞿麦苦寒之药，其说虽妄，其方乃是，由不知造化变通之理，宜半认是而作非也。学不明而欲为医，难矣哉！

闷：大便涩滞也。由火盛制金，不能平木，肝木生风，风能胜湿，热能耗液故也。

身热恶寒：邪热在表，而反恶寒也。故仲景治伤寒之法，以麻黄汤汗之。或曰：寒在皮肤，则热在骨髓；热在皮肤，则寒在骨髓。此说非也。

战栗：谓火热过极，反兼水化制之，故战栗而动摇也。伤寒日深，大汗将出，必先战栗，热极故也。人恐惧而战栗者，恐则伤肾，水衰故也。

惊：心卒动而不宁也。

惑：疑惑而志不一也。

悲：谓心火热盛则凌肺金，金不受制，故发悲哭也。悲哭而涕泪俱出者，如火热炼金，反化为水也。是以肝热甚则出泣，心热甚则出汗，脾热甚则出涎，肺热甚则出涕，肾热甚则出唾，犹夏热太盛则林木流津也。

笑：心火热盛，喜志发也。或以轻手扰人胁肋、䐗腋，令痒而笑者，扰乱动挠，火之化也。

谵：多言也。心热神乱，则语言妄出也。

妄：狂妄也。心热神昏，则目有所见也。

衄衊血污：谓鼻出紫黑血也。

湿　类

诸痓强直，积饮，痞隔中满，吐下霍乱，体重胕肿，肉如泥，按之不起，皆属于湿。太阴湿土，乃脾胃之气也。

痓，痉也。强直，谓强项也。太阳经中湿，则令人项强。有汗者曰阴痓，仲景所谓柔痓是也；无汗者曰阳痓，仲景所谓刚痓是也。

积饮：谓留饮也。

痞：否也，谓气不升降也。如否卦，阳在上，阴在下，则天地闭塞矣。

隔：阻滞也。肠胃湿甚，则传化失常也。

中满：土位中央①，湿则令人中焦满也。

吐下霍乱：谓肠胃湿饮相兼故也。

体重：清阳为天，浊阴为地，湿土为病，体重宜也。

胕肿：湿胜于下也。

肉如泥，按之不起：湿胜于身也。

火　类

诸热瞀瘛，暴喑冒昧，躁扰狂越，骂詈惊骇，胕肿疼酸，气逆冲上，禁栗如丧神守，嚏呕疮疡，喉痹耳鸣及聋，呕涌溢食不下，目昧不明，暴注瞤瘛，暴病暴死，皆属于火。少阳相火，乃心包络、三焦之气也。

---

① 央：原作"失"，据闵齐伋刻本改。

瞀：昏也。君火化同①。

瘛：热令肌肉跳动也。

暴喑：卒瘖也。心火热盛，上克肺金，不能发声也。

冒昧：昏愦也。

躁扰：谓热盛于外，手足不宁也。

狂越：谓乖越礼法而失常也。经曰：登高而歌，弃衣而走，骂詈不避亲疏。热极故也。

骂詈：言之恶也。水数一，道近而善；火数二，道远而恶。心火热极，则发恶言也。

卷下

惊骇：君火化同。

胕肿：热胜于内也。

疼酸：酸疼者由火盛制金，不能平木故也。

气逆冲上：火气炎上也。

禁栗如丧神守：栗，战栗也。禁，冷也。如丧神守，火极而似水化也。

嚏：鼻中因痒而气喷作于声也。

呕、疮疡：君火化同。

喉痹：热客上焦而咽嗌肿也。

耳鸣：热冲听户，耳中作声也。

聋：水衰火盛，气道闭塞，耳不闻声也。微则可治，久则难通。

呕涌溢食不下：胃膈热盛，火气炎上之象也。

目②昧不明：五脏热极，则目昏不能视物也。

---

① 君火化同：指与前文"热类"中"瞀"的病机相同。

② 目：原作"自"，据闵齐伋刻本改。

暴注：卒泻。君火化同。

瞤瘛：惕跳而肉动也。

暴病暴死：火性疾速故也。由其平日饮食、衣服、性情、好恶不循其宜而失其常，久则气变兴衰而为病也。盖因肾水衰虚，心火暴盛，本不能制之，热气怫郁，心神昏冒，则筋骨不用，卒倒而无所知也。若热甚至极，则死；微则发过如故，俗云暗风。若气血郁结，不得宣通，郁极乃发，若一侧得通利，否①者痹而瘫痪也。

燥　类

诸涩枯涸，干劲皴揭，皆属于燥。阳明燥金，乃肺与大肠之气也。

涩：遍身涩滞，不滑泽也。

枯：不荣生也。

涸：不通流也。

干：不滋润也。

劲：不柔和也。

皴揭：皮肤开裂也。皆血液病尔。

寒　类

诸病上下所出水液澄澈清冷，癥瘕痛入癞疝，坚痞腹满急痛，下痢清白，食已不饥，吐利腥秽，屈伸不便，厥逆禁固，皆属于寒。足太阳寒水，乃肾与膀胱之气也。

上下所出水液澄澈清冷：如天气寒，则水自然澄清也。

癥：气聚之积，或聚或散，无有常处也。

瘕：血结之块。盖由女子月水沉滞，久而成瘕也。经曰：

---

① 否（pǐ匹）：阻隔不通。

小肠移热于大肠为虑瘕①，为沉。然则血瘕亦有热者也，当以标本明之。

癞疝：足厥阴经受寒，则阴肿也。

坚痞腹满急痛：如水寒则冰，坚硬如地也。

下利清白：水寒则清净明白也。

食已不饥：胃热能消谷，寒则不能消谷，食虽已而亦不饥也。

吐利腥秽：寒水甚而制火，不能平金，肺金自盛，故水腥也。

屈伸不便，厥逆禁固：谓手足蜷挛而冷也。

理伤寒第六

夫寒者，天地杀厉之气也。秋之雾露，冬之霜雪，皆寒邪也。是以辛苦之徒起居不由乎节，饮食不顺乎时，感其雾露之气，则其邪浅，感其霜雪之气，则其邪深。感而即病，名曰伤寒；不即病者，寒邪藏于肌肉之间，伏于荣卫之内，至春因温暖之气而发者，名曰温病；至夏因暑热之气而作者，名曰热病。伤寒也，温病也，热病也，一理而已。若乃疫疠之疾，稍有不同者，盖因春应温而反凉，夏应热而反冷，秋应凉而反热，冬应寒而反温，四时不正之气也。感其春夏不正之邪，则为温疫；感其秋冬不正之邪，则为寒疫。然其经络传受，表里受证，与伤寒同也，俗云时气病尔。经总之曰伤寒，所以谓之大病者，害人最速也。轩岐以下得其治法之秘者，惟仲景一人而已。厥后守真先生不遵其桂枝、麻黄发表之药，自制双解、通圣辛凉

---

① 虑（fú服）瘕：病证名，亦作"伏瘕"。

之剂，非不同也，时有异也，彼一时也。奈五运六气有所更，世态居民有所变。天以常静，人以常动，动则属阳，静则属阴。清平之世同水化也，虽有辛热之药，不生他证；扰攘之世同火化也，若用辛热之药，则发黄出班①，变坏之病作矣。盖人内火既动，外火又侵，所以辛热发汗不如辛温，辛温发汗不如辛凉之药，发汗一剂而立雪。以辛热之药发汗，轻者必危，重者必死，可不谨哉。

六经传受

伤寒一日，足太阳膀胱经受证，故头项痛、腰脊强。二日，足阳明胃之经受证，故身热、目疼、鼻干、不得卧。三日，足少阳胆之经受证，故胸胁痛而耳聋。四日，足太阴脾之经受证，故腹满而嗌干。五日，足少阴肾之经受证，故口燥舌干而渴。六日，足厥阴肝之经受证，故舌卷而耳聋囊缩。至七日，足太阳病衰，头痛少愈。八日，阳明病衰，身热少愈。九日，少阳病衰，耳聋微闻。十日，太阴病衰，腹减如故，则思饮食。十一日，少阴病衰，渴止腹不满，舌干已而嚏。十二日，厥阴病衰，囊纵少腹微下，大邪皆去，病渐日愈②。此传经之定序也。亦有太阳经至了不传者，当以脉证别之。或曰伤寒只传足经，不传手经，何也？曰伤寒之邪多干足经，而其病甚，少干手经，而其病微，故不特言手经，但寄于足经而已。三日以前在表，法当汗之；三日以后在里，法当下之。亦有二三日便有里证而当下之者，亦有七八日尚有表证而当汗之者，岂可拘以日数哉。是以圣人书不尽言，言不尽意，说其大概，此之谓也。其有两

---

① 班：通"斑"。《楚辞·离骚》："纷总总其离合兮，班陆离其上下。"
② 愈：原作"矣"，据闽齐伋刻本改。

感于寒者，必不免于死，谓表里相传也。一日太阳与少阴俱病，头痛口干，烦满而渴，二日阳明与太阴俱病，身热腹满，不欲食，谵语，三日少阳与厥阴俱病，耳聋囊缩而厥，水浆不入，不知人而死矣。调理之法，当分表里治之。

汗气传染

《养生至宝书》云：近秽气，触真气；近死气，乱生气。深有旨哉！孙真人云：乘马远行至暮，当以沐浴更衣，方可近于婴儿处所。若感其气，则为急惊风搐。又曰：步践粪秽之履，勿使近于婴儿。若感其气，则为天吊伤寒。大汗将出，当以艾灸席隅，以辟其气，不然感其汗气，则传染矣。所以多染侍奉劳役之人者，由其神虚气怯，易为挠乱故也。如剥死马者，感其毒气而为马气之疾，其理同焉。

内外伤辩

外有风寒暑湿，内有饥饱劳逸。或曰劳役，非也。劳，倦也；逸者，闲逸也。《西山记》曰：久劳，则安闲以保极力之处；久逸，则导引以行积滞之气。

表里证

病在身体四肢为表证，发热、恶寒、头痛是也。病在胸腹之内为里证，谵语、烦渴、腹满是也。病在胁肋之间为半表半里证，胸胁痛而耳聋是也。

主疗心法

伤寒表证，当汗而不可下；里证，当下而不可汗；半在表半在里，则当和解，不可发汗吐下。在上则涌之，在下则泄之。伤寒表实，无汗，头项痛，腰脊强，身热恶寒，肩背拘急，手足指末微厥，脉浮紧而涩，当以清解散加天水散汗之。伤风表虚，自汗，头项强痛，肢节烦疼，鼻鸣干呕，恶风，手足温，脉浮缓，当以通解散或天水散解之。或表虚，或表实，但口干烦渴者，悉宜双解散汗之。汗后余热不解，以凉膈散退之。或日深，或日浅，但有表证而脉沉数者，先以天水连翘饮子清之，待脉浮而里热减，然后以双解散汗之。伤寒表不解，脉浮，小便不利，微热口干，以五苓散分之。表热多，里热少，益元一、凉膈半和解之。里热多，表热少，凉膈一、益元半调之。若表里俱热，头痛口干，自汗不止者，白虎汤治之。或半在表，半在里，往来寒热，口苦舌干，耳聋，干呕，胸胁痞痛，小柴胡汤和解之。或膈热呕吐不止者，半夏橘皮汤治之。或饮水不止，以成湿热，大便泄泻，小便赤涩，腹满急痛，头痛口干者，桂苓甘露饮主之。或湿热内余而成下痢频并少腹而痛者，黄连解毒汤治之。伤寒日深，表里热势极甚，心下急郁，微烦，或发热汗出不解，心下痞硬，呕吐下痢，或阳明病多汗，或太阴腹满实痛，或少阴下痢清水，心下痛而口干，或无表里证，但发热七八日，脉须浮数，宜双除表里之热，大柴胡汤微下之，或加小承气汤尤妙。伤寒日深，里热极甚，日晡潮热，谵言妄语，发狂，腹满实痛，法当大承气汤下之，或用三一承气汤尤良。舌黑者，十死一生。此调理伤寒之正法也。

世之庸医不知标本，不明经络，当汗而反①下之，当下而反汗之，所以损人生命不为少矣。吁！人之死者，岂皆命耶，亦由庸医误杀之也。若伤寒表证实具，误以大承气下之太早，使表热里寒，下利清谷不化者，当急救里，白术调中汤止之。待利止里和，随其表证之虚实而治之也。误以巴豆丸药下之，

---

① 反：原作"返"，据闵齐伋刻本改。下句"反"同。

使表热里虚，协①热下利者，当以五苓散治之。若不下利，表热乘虚入里，结于心下，脉浮，满而痛者，名曰小结胸，当以小陷胸汤治之。从心下至小腹坚满硬痛，脉沉紧数，日晡潮热，不可按者，名曰大结胸，当以大陷胸汤下之。脉浮者不可下，下之则死，当以小柴胡汤加小陷胸汤解之。伤寒半表里之证，误以大承气汤下之太早，表热乘虚入里，结于心下，满而不痛者，名曰痞气，或下利而小便不通，或呕哕而心烦不止，当以生姜汤调五苓散，连进四五服即愈。或不愈者，必作实热，关脉沉数，谵妄者，当以大黄黄连泻心汤治之。或饮水过多，水停心下，小便不利，湿热内作，其人头汗出，身无汗，际颈而还，小便不利，渴饮水浆者，身目发黄也。未黄者，茵陈汤调五苓散，以分其小便；已黄者，当以茵陈蒿汤下之，当下如烂鱼肠肚及胶膘等物，小便多出金汁即愈也。或发黄而兼发班者，茵陈蒿汤加大承气汤下之。或发黄而兼结胸者，茵陈蒿汤加大陷胸汤下之。或小腹胀满而痛，小便自利，大便黑色者，有瘀血而发黄也，当以茵陈蒿汤加桃仁承气汤下之。或伤寒日深失下，以致蓄热在里，阳厥极深，表有班疹，身痛不可忍，手足清冷，目赤口干，谵语呻吟，脉微不见，此乃阴耗阳竭之证也。下之即死，不下亦死，医者到此，杀人活人一弹指间。按法当以凉膈散加黄连解毒，大作剂料，养阴退阳，待心胸复暖，脉气渐生，然后以三一承气汤下之。下后热未愈，凉膈散调之。朱奉议编《南阳活人书》，不识此证，乃曰火极似水，阳极似阴，而妄以为阴毒冷病，误用真武汤、附子之药，死人不为少矣。伤寒日深，大汗将出，先发战者，由水升火降，气和而愈

卷
下

五
七

---

① 协：原作"撨"，据闵齐伋刻本改。

也。战而有汗者，津液不衰也；战而无汗者，津液已衰也。伤寒瘥后，当节饮食，慎起居。若梳头洗面，忧思恚怒，其热复来，谓之劳复，当以双解散清之。若饮食太多，其热复作，谓之食复，当以小承气汤下之。若食羊肉者，难治。

演治法第七

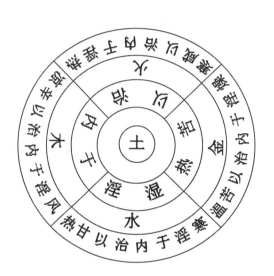

论标本

夫标本之道，要而博，小而大，可以言一而知百病之害。言标与本，易而勿损；察本与标，气可令调。又曰：知本知标，万举万当；不知标本，是谓妄行。盖六气为本，三阴三阳为标。又曰：为病之气为本，受病之经络脏腑为标。又曰：先病为本，后病为标。急则治其标，缓则治其本，或本而标之，或标而本之，故曰：知其要者，一言而终；不知其要，流散无穷。

七方

大、小、缓、急、奇、偶、复。

大方之说有二：病有兼证，而邪不专，宜君一、臣三、佐九之大方；病在肾肝之下而远者，宜分两多而顿服之。

小方之说有二：病无兼证而邪气专，宜君一、臣二之小方；病在肺之上而近者，宜分两少而频服之。

缓方之说有五：有甘以缓之之缓方，如糖、蜜、枣、葵、甘草之属，取其甜能恋膈也；有丸以缓之之缓方，盖丸之比汤、散气力宣行迟故也；有无毒治病之缓方，盖性无毒则功自缓矣；有品件群众之缓方，如万病丸，七八十味更相拘制，各不得骋其性也；有补上治上之缓方，补上治上，制之以缓，故曰治心肺之病不厌频而少。

急方之说有五：有急病急攻之急方，如中风牙关紧急，浆粥不入，用急风散之属是也；有药性急烈之急方，如溲便闭塞，借备急丹以攻之是也；有汤散荡涤之急方，汤散之比丸下咽易散故也；有药性有毒之急方，盖有毒之药能上涌下泄，可以夺病之大势也；有补下治下之急方，盖补下治下，制之以急，故曰治肾肝之病不厌顿而多。

奇方之说有二：有古之单方之奇方，独用一物是也；有数合阳数之奇方，一、三、五、七、九皆阳数也。故奇方宜下不宜汗。

偶方之说有二：有古之复方之偶方，两物相配是也；有数合阴数之偶方，二、四、六、八、十皆阴数也。故偶方宜汗不宜下。

复方之说有二：有二方、三方之复方，如调胃承气汤，加连翘、黄芩、栀子、薄荷为凉膈散，再加防风、荆芥、石膏、滑石、桔梗、川芎、麻黄、当归、芍药、白术为通圣散；有分两均齐病复方，如胃风汤各等分是也。

十剂

宣、通、补、泻、轻、重、滑、涩、燥、湿。

宣：郁而不散为壅，必宣剂以散之，生姜、橘皮之属是也。又曰：以君召臣曰宣，宣则涌剂，如瓜蒂散亦宣剂也。

通：留而不行为滞，必通剂以行之，防己、木通之属是也。又曰：溲便淋闷，宜用八正散以通之，亦通剂也。通为轻，而泻为重也。

补：不足为弱，必补剂以扶之，黄芪、羊肉之属是也。又曰：阳虚则补以干姜、附子，阴虚则补以大黄、硝石，亦补剂也。

泻：有余为塞，必泻剂以逐之，如大黄、巴豆之属是也。又曰：甘遂、牵牛亦泻剂也。

轻：实则为壅，必轻剂以扬之，麻黄、葛根之属是也。又曰：如嚏药解表亦轻剂也。

重：怯则气浮，必重剂以镇之，如磁石、铁粉之属是也。又曰：如痫涎疾，宜代赭石以缒①之，亦重剂也。

滑：涩则气著，必滑剂以利之，如冬葵、榆皮之属是也。又曰：大便结燥，治以桃仁、郁李，小便淋涩，治以车前、滑石，亦滑剂也。

涩：滑则气脱，必涩剂以救之，如龙骨、牡蛎之属是也。又曰：如寝汗不止，涩以麻黄根、防己，滑泄不止，涩以枯白矾、罂粟壳，如喘嗽上奔，以蘡汁、乌梅煎宁肺散，亦涩剂也。

燥：湿气淫胜，必燥剂以除之，如桑白皮、赤小豆之属是也。又曰：如干姜、官桂能治积寒久冷，如苍术、白术、陈皮、

---

① 缒（zhuì 坠）：用绳索拴住人或物从上往下放。此指重镇。

木香皆能除湿，如黄连、黄柏、黄芩、山栀子味苦属火，苦能燥湿，亦燥剂也。

湿：津耗为枯，必湿剂以润之，如紫石英之属是也。又曰：硝味咸寒，本属真阴之水，诚濡枯之上药，亦湿剂也。

中风

夫中风者，百病之长也，善行而数变。《脉诀》云：热极生风。深有理焉。盖因以火为本，以风为标，心火暴甚，肾水必衰，肺金既摧，肝木自旺。所中风者，非由外伤于风耳，由平日饮食起居、性情好恶不修其宜而失常，久则气变兴衰，以使阳盛阴虚而为病也。中腑者多着四肢，使人手足瘫痪，不能运动也。中脏者多滞九窍，使人口眼㖞斜，舌塞不语，大小便不通也。治法先以降心火为主，或清心汤，或泻心汤，大作剂料服之，心火降则肝木自平矣，次以防风通圣散汗之。或大便闭塞者，三化汤下之。内邪已除，外邪已尽，当以羌活愈风汤常服之，宣其气血，导其经络，病自已矣。或舌塞不语者，转舌膏或活命金丹以治之，此圣人心法也。或有中风便牙关紧急，浆粥不入，急以三一承气汤灌于鼻中，待药下则口自开矣，然后按法治之。世之庸医不明《素问》之理，皆作气不顺之病，但服八味顺气散，百万人中曾有一二人愈者耶，可不谨哉。

风痫

夫痫之为病，角弓反张，手足搐搦，口吐涎沫，俗云猪圈风也。亦因火盛金衰，木旺生风，外由惊邪入内以致之。经曰风盛则动，正谓此也。治法当先以瓜蒂散吐之，顽涎既尽，次以三一承气汤下之，清心汤利之，通圣散服之，后以如神丸镇之，病自愈矣。

风寒湿痹

夫痹之为状，膝麻不能屈伸，或肿或痛，皆由当风取凉，寝处卑湿，感其风寒湿三气之邪，入于肌肉。麻者，风也。痛者，寒也。肿者，湿也。治法先以禹攻散，或三花神佑丸下之，次以如意通圣散汗之，后以独活寄生汤服之，及延寿丹蠲之，此万举万全之法也。俗医呼为寒湿风气，骤用乌头、附子等药，差之远矣。

霍乱吐泻

夫吐泻既作，挥霍之必撩乱矣，为病之源有三，犹书生鼎足题也。吐者，暍也，心火炎上之疾也。泻者，湿也，湿土注下之疾也。转筋者，风也，木火挠乱之疾也。斯由七月之间湿热大作，风凉乘之入于脾胃，三气俱作，所以上吐下泻而转筋也。伟哉王冰①之言，曰霍乱吐泻，脾热所主，可以为古式也。俗医不明《素问》，妄以为伤冷之疾，而用干姜、官桂燥热之药，可谓投贼以刃矣。治法当用生姜细切，渍以新汲井水，调益元散顿服之，吐泻即止矣。大渴者，桂苓甘露饮治之。如遇无药之处，可掘一坎，深半尺，贮以井水，以手搅之，使泥水混浊，良久泥下水清，取以饮之，亦能愈矣。

外伤

夫邪从外至，伤于皮肤荣卫之间，名曰外伤风，感冒风寒是也。外伤之候有二：伤于寒者，荣血受之，使头项痛，肢节烦疼，鼻鸣干呕也。治法当以通圣散煎二度各一碗，先以第二

---

① 冰：原作"水"，据赵瀛刻本改。

煎者顿服之，以鸡翎探①于喉中，尽吐前药，腠理开发，再以第一煎者服之，汗随而出，风寒解也。

内伤

夫内伤之候，皆由饮食失节，起居不时，饥饱劳逸，内伤元气，其人四肢不举，百骨酸疼，口淡无味，体困无力，头眩有时作，有时止，手心热，手背不热，与感冒风寒之病大同而小异。治法当以补中益气汤，连进一二服即愈矣。此《济生拔粹》之秘法也。

疟

夫疟酷之疟，害人非轻。经曰：夏伤于暑，秋必病疟。盖因暑毒伏于荣卫之间而不发，因遇夏气凄沧之水寒，疟疾因而成矣。或伤于暑，而后伤于风，则先热而后寒。或先伤于风，而后伤于暑，则先寒而后热。邪气浅者连日②作，邪气深者间日作。治法：轻者，先以大柴胡汤、三一承气汤下之，后以柴胡饮子、白虎汤顿服之，立解。重者，先以三花神佑丸或大承气汤下，后以天水五苓散分之。如不愈者，当以常山散吐之，但禁鱼、犬、猪、羊，半月则愈矣。

痢

夫痢，湿热疾也。世俗以赤为热，以白为寒，已明辩矣。治法：如腹痛不已，里急后重，数至圊而不能便，肠垢积滞，当以三一承气汤或玄清丸下之，次以黄连解毒汤加当归、白芍药服之，后多服芍药柏皮丸。如小便赤涩者，黄连解毒汤加五

---

① 探：原作"採"，据闵齐伋刻本改。
② 日：原作"目"，据赵瀛刻本改。

苓散以渗泄之，间服玄清丸，此活人良法也。

三消

夫三消之病，消渴、消中、消肾，皆火也。入水之物，无物不润；入火之物，无物不消。盖消渴之疾，将饮水至斗，亦不能止其渴，相火燥其膈膜，此膈消也。治法调之而不下，固无以杀炎上之势；下之而不调，亦无以沃膈膜之干。下之当以三一承气汤，调之当以凉膈散加桂苓甘露饮，大作剂料服之，间用生地黄、生藕擂汁服之，又当慎起居，戒淫欲，消渴之疾不足忧矣。相火燥其肺脏者，此肺消也，饮一、溲二者必死。消中之疾，多食而反瘦，亦多渴而饮水，相火燥其胃土也。治法当以三一承气汤节次下之，五七次后用凉膈散、白虎汤、桂苓甘露饮，三药合为一服，服之必愈矣。肾消者，相火燥其肾脏者也。经曰：思想无穷，所愿不得，意淫于外。纵欲太甚，白淫因溲而下，或梦寐遗脱。治法宜珍珠粉丸，或封髓还元丹服之必愈矣。此不传之秘妙也。

五泄

夫泄泻之疾，其源有五。以一气为主，诸气乘之而成也。胃泄者，饮食不化，色黄，风乘湿之泄也，治法当用胃风汤即止。脾泄者，腹胀满，泄注，食即呕，吐逆，此暑乘湿之泄也，治法当用香薷汤对桂苓甘露饮，大加生姜治之。大肠泄者，食已窘迫，大便色白，肠鸣切痛，此燥乘湿之泄也，治法当用天水五苓散分之。小肠泄者，溲而便脓血，小腹痛，此火乘湿之泄也，治法当以玄青丸下之，次以黄连解毒汤加当归、白芍药治之，后以芍药柏皮丸止之。大瘕泄者，里急后重，频至圊而不能便，茎中痛，此寒乘湿而变为热泄也，治法当以八正散加木香槟榔通之，次以天水散顿服之。此治五泄之法也。

二阳

经曰：二阳之病，发于心脾，有不得隐曲，女子不月。盖二阳者，谓足阳明胃之经、手阳明大肠经。肠胃积热久而不散，心受之则血不流，故女子不月；脾受之则味不化，故男子少精。其病面色痿黄，肌肤瘦削，骨蒸潮热，或往来寒热，咳嗽喘满，痰盛有血，饮食乍进而乍退，精神或增而或减，此火多水少，阳盛阴虚之病也。治法降心火，益肾水，先以凉膈散加当归、桔梗徐徐呷之，次以柴胡饮子或防风当归饮子服之。血不流者，宜琥珀散以通之；精不足者，宜粱①肉以补之。后世俗医见此为劳证，名既谬，而法亦乖矣。

咳嗽

夫咳、嗽之疾，一也。或曰：咳者，有声而无痰；嗽者，有痰而无声。又曰：咳为阳，嗽为阴。皆无考据。咳嗽非独寒也，六气皆能为嗽焉。风嗽者，头目眩晕，痰涎不利，宜通圣散汗之，搜风丸以清之。火嗽者，口燥舌干，喘逆唾血，宜凉膈散加当归、桔梗以治之，大金花丸以解之。暑嗽者，面②赤手冷，头有自汗，宜白虎汤以除之。湿嗽者，面肿上喘，宜大橘皮汤以止之，甚者三花神佑丸下之。燥嗽者，往来寒热，涕唾稠黏，宜柴胡饮子以治之。寒嗽者，手足厥逆，宜宁肺散以收之。彼谬医不分六气，执以为寒，骤用枯白矾、罂粟壳，虽老亦无悟矣。

---

① 粱：通"粱"。《素问·通评虚实论》："肥贵人则高粱之疾也。"王冰注："粱，粱字也。"

② 面：原作"而"，据赵瀛刻本改。

膈食

经曰：三阳结，谓之膈。盖足太阳膀胱经水道不行，手太阳小肠经津液枯涸，足阳明胃之经燥粪结聚，所以饮食拒而不入，纵入太仓还出喉咙。人之肠胃一日一便，乃常度也。今膈食之人，五七日不便，陈物不去，新物不纳。俗医强分为五膈、十噎，支派既多，并丧其实，标本不明。是以火里煨姜，汤中煮桂；榭椒未已，荜茇继之；丁香未已，豆蔻继之。虽曰和胃，胃本不虚；虽曰温脾，脾本不寒。此其所以膈食之病旷日弥年而不愈也。治法当用三一承气汤，节次微下之，后用芝麻饮啜之，陈莝去而肠^①胃洁，癥瘕尽而荣卫昌，饮食自进矣。

留饮

夫留饮之疾，蓄水也。或因夏月饮水过多，逆而不散，或因暴怒未息而饮水，或因忧患未决而饮水，或因远来困倦而饮水，皆能成留饮之病也。使人面肿目浮，支胁中满，痰涎不利。治法当以三花神佑丸，或牵牛与木香减半，或为末，或为丸，下之则愈矣。

七疝

夫疝，乃厥阴肝之经、肾与膀胱之部分也。水疝者，因冬月涉水，其状囊肿痛痒，搔之则黄水出，治法宜禹攻散或三花神佑丸下之。寒疝者，因触冒风雪，坐卧砖石，其囊肿坚硬如石，大痛，治法宜禹攻散或三花神佑丸下之。血疝者，因肝肾积热，其状脐之两傍肿痛，俗云便毒，治法当以当归玉烛散下之。筋疝者，因淫欲太过，其状阴茎溃痛，或血、或脓，俗云

---

① 肠：原作"阳"，据闵齐伋刻本改。

下痔疮，治法先以泻心汤下之，后以黄连轻粉为末傅之。惟有狐疝之病，俗云奔豚气，癀疝之病，俗云下部病，气疝之病，俗云偏坠，最难治也。

辩药性第八

| 气 | 薄为阳中之阴 | 发泄 |
| | 厚为阳中之阳 | 发热 |

| 味 | 薄为阴中之阳 | 通利 |
| | 厚为阴中之阴 | 泄泻 |

六陈

狼毒　茱萸　枳实　麻黄　橘皮　半夏

十八反

甘草反大戟、芫花、甘遂、海藻。

乌头反半夏、瓜蒌、贝母、白蔹、白及。

藜芦反细辛、芍药、丹参、沙参、苦参、玄参。

君臣佐使

上品，无毒之药，为君；中品，小毒之药，为臣；下品，大毒之药，为佐使。此本草论药之性体也。主病者为之君，辅君者谓之臣，应臣者谓之佐使，此《内经》论药之能用也。如治诸热，则以黄连、黄芩为君。治诸寒，则以干姜、附子为君。治表实，则以麻黄、柴胡为君。治表虚，则以升麻、葛根为君。治里实，则以大黄、芒硝为君。治里虚，则以甘草、芍药为君。君药分两最多，臣药次之，佐使药又次之，不可令臣过于君，君臣有序，相与宣摄，可以御邪除病矣。

东垣诸品药性

羌活，味苦甘平，气微温，无毒。升也，阴中阳也。其用有五：散肌表八风之邪，利周身百节之痛，排巨阳肉腐之疽，除新旧风湿之证，乃手足太阳表里引经药也。

升麻，味苦平，气微寒，无毒。升也，阴中之阳也。其用有四：引葱白，散手阳明之风邪；引石膏，止足阳明之齿痛；引诸药游行四经；升阳气于至阴之下，因名之曰升麻。

柴胡，味苦平，气微寒，无毒。升也，阴中之阳也。其用有四：左右两傍胁下痛，日晡潮热往来生；在脏调经，内主血；在肌主气，上行经。手足少阳表里四经药也。

白芷，味辛，气温，无毒。升也，阳也。其用有四：去头面皮肤之风，除皮肤燥痒之痹，止足阳明头痛之邪，为手太阴引经之剂。

防风，味甘辛，气温，无毒。升也，阳也。其用有二：以气味能泻肺金，以体用通疗诸风。

当归，味甘辛，气温，无毒。可升可降，阳也。其用有四：头止血而上行，身养血而中守，梢破血而下流，全活血而不走。

独活，味苦甘平，气微温，无毒。升也，阴中之阳也。其用有三：诸风掉眩，颈项难伸，风寒湿痹，两足不用，及为足少阴之引经药也。

木香，味苦辛，气微温，无毒。降也，阴也。其用有二：调诸气不可无，泄肺气不可阙。

槟榔，味苦辛，气温，无毒。降也，阴也。其用有二：坠诸药性若铁石，治后重验如奔马。

吴茱萸，味苦辛，性热，有小毒。可升可降，阳也。其用有四：咽嗌寒气，噎塞而不通；胸中冷气，闭塞而不利；脾胃停冷，腹痛而不任；心气刺疼，成阵而不止。

藿香叶，味甘，性温，无毒。可升可降，阳也。其用有二：开胃口，能进饮食；止霍乱，仍除呕逆。

川芎，味辛，性温，无毒。升也，阳也。其用有二：上行头角，助清阳之气，止痛；下行血海，养新生之血，调经。

黄连，味苦，性寒，无毒。沉也，阴也。其用有四：泻心火，消心下痞满之壮；主肠澼，除肠中混杂之红；治目疾暴发宜用；疗疮疡首尾俱同。

黄芩，味苦平，性寒，无毒。可升可降，阴也。其用有四：中枯而飘者，泻肺火，消痰利气；细实而坚者，泻大肠火，养阴退阳；中枯而飘者，除风湿留热于肌表；细实而坚者，滋化源，退热于膀胱。

大黄，味苦，性寒，无毒。其性沉而不浮，其用走而不守，夺土郁而无壅滞，定祸乱而致太平，名曰将军。

黄柏，味苦，性寒，无毒。沉也，阴也。其用有五：泻下焦隐伏之龙火，安上出虚哕之蛔虫，脐下痛单制而能除，肾不足生用而能补，痿厥、除湿药中不可阙。

玄明粉，味辛甘酸，性微温，无毒。沉也，阴也。其用有二：去胃中之实热，荡肠中之宿垢。其妙不可尽述，大抵用此而代盆硝也。

白术，味甘，性温，无毒。可升可降，阳也。其用有四：利水道，有除湿之功；强脾胃，有进食之效；佐黄芩有安胎之能；君枳实有消痞之妙。

人参，味甘，性温，无毒。升也，阳也。其用有三：止渴生津液；和中益元气；肺寒则可服，肺热还伤肺。

黄芪，味甘，性温，无毒。升也，阳也。其用有四：温分肉而实腠理，益元气而补三焦，内托阴证之疮疡，外固表虚之盗汗。

甘草，味甘平，无毒。生之则寒，炙之则温。生则分身、梢而泻火，炙则健脾胃而和中。解百毒而有效，协诸药而无争。以其甘能缓急，故有国老之称。

半夏，味辛平，生寒熟温，有毒。降也，阳也。其用有四：除湿化痰涎，大和脾胃气，痰厥及头疼，非此莫能治。

陈皮，味辛苦，性温，无毒。可升可降，阳中之阴也。其用有二：留白者补胃和中，去白者消痰泄气。

青皮，味苦，性寒，无毒。沉也，阴也。其用有四：破滞气，愈低而愈效；削坚积，愈下而愈良；引诸药至厥阴之分；下饮食入太阴之仓。

枳壳，味苦酸，性微寒，无毒。沉也，阴也。其用有四：消心下痞塞之痰，泄腹中滞塞之气，推胃中隔宿之食，削腹内连年之积。

枳实，味苦酸，性微寒，无毒。沉也，阴也。其用有四：消胸中之虚痞，逐心下之停水，化日久之稠痰，削年深之坚积。

桔梗，味苦辛，性微温，有小毒。升也，阴中之阳也。其用有四：止咽痛，兼除鼻塞；利膈气，仍治肺痈；一为诸药之舟楫；一为肺部之引经。

知母，味苦，性寒，无毒。沉也，阴中之阴也。其用有四：泻无根之肾火，疗有汗之骨蒸，止虚劳之阳胜，滋化源之阴生。

藁本，味苦辛，性微温，无毒。升也，阴中之阳也。其用有二：大寒气客于巨阳之经，苦头痛流于巅顶之上，非此味不除。

生地黄，味甘苦，性寒，无毒。沉也，阴也。其用有四：

凉心火之血热，泻脾土之湿热，止鼻中之衄热，除五心之烦热。

熟地黄，味甘苦，性温，无毒。沉也，阴也。其用有四：活血气，封填骨髓；滋肾水，补益真阴；伤寒后，胫股最痛；新产后，脐腹难禁。

五味子，味酸，性温，无毒。降也，阴也。其用有四：滋肾经不足之水；收肺气耗散之金；除烦热，生津止渴；补虚劳，益气强阴。

川乌，味辛，性热，有毒。浮也，阳中之阳也。其用有二：散诸风之寒邪，破诸积之冷痛。

白芍药，味酸平，性寒，有小毒。可升可降，阴也。其用有四：扶阳气，大除腹痛；收阴气，陡健脾经；堕其胎，能逐其血；损其肝，能缓其中。

白茯苓，味甘淡，性温，无毒。降也，阳中之阴也。其用有六：利窍而除湿，益气而和中，小便多而能止，大便结而能通，心惊悸而能保，津液少而能生。白者入壬癸，赤者入丙丁。

泽泻，味甘咸，性寒，无毒。降也，阳中之阴也。其用有四：去胞垢而生新水，退阴汗而止虚烦，主小便淋涩仙药，疗水病湿肿灵丹。

薄荷叶，味辛，性凉，无毒。升也，阳也。其用有二：清利六阳之会首，祛除诸热之风邪。

麻黄，味苦甘，性温，无毒。升也，阴中之阳也。其用有二：其形中空，散寒邪而发表；其节中闭，止盗汗而固虚。

厚朴，味苦辛，性温，无毒。可升可降，阴中之阳也。其用有二：苦能下气，去实满而消痰泄胀；温能益气，除湿满而散结调中。

杏仁，味苦甘，性温，有毒。可升可降，阴中之阳也。其用有二：利胸中气逆而喘促，润大肠气秘而难便。

巴豆，味辛，性热，有大毒。浮也，阳中之阳也。其用有二：削坚积，荡脏腑之沉寒；通闭塞，利水谷之道路。斩关夺门之将，不可轻用。

黑附子，味辛，性热，有大毒。浮也，阳中之阳也。其性浮而不沉，其用走而不息。除六腑之沉寒，补三阳之厥逆。

苍术，气味、主治与白术同，补中、除湿力不及白，宽中发汗功过于白。

秦艽，味苦辛平，性微温，无毒。可升可降，阴中之阳也。其用有二：除四肢风湿若懈，疗遍体黄疸如金。

白僵蚕，味咸辛平，性微温，无毒。升也，阴中之阴也。其用有二：去皮肤风动如虫行，主面部黚①生如漆点。

白豆蔻，味辛，性温，无毒。升也，阳也。其用有四：破肺中滞气，退目中云气，散胸中冷气，补上焦元气。

地榆，味苦甘酸，性微寒，无毒。沉也，阴也。其用有二：主下部积②热之血痢，止下焦不禁之月经。

连翘，味苦平，性微寒，无毒。升也，阴也。其用有二：泻诸经之客热，散诸肿之疮疡。

阿胶，味甘平，性微温，无毒。降也，阳也。其用有四：保肺益金之气，止嗽蠲咳之脓，补虚安妊之胎，治痿强骨之力。

桃仁，味苦甘平，性寒，无毒。降也，阴也。其用有二：润大肠血秘之便难，破大肠久蓄之血结。

生姜，味辛性温，无毒。升也，阳也。其用有四：制半夏

---

① 黚（gǎn敢）：面上黑斑。

② 积：原作"䐜"，据闵齐伋刻本改。

有解毒之功，佐大枣有厚肠之益，温经散表邪之风，益气止翻胃之哕。

石膏，味辛甘，性大寒，无毒。沉也，阴也。其用有二：制火邪，清肺气，仲景有白虎之名；除胃热，夺其食，易老云大寒之剂。

桂，味辛，性热，有毒。浮也，阳中之阳也。气之薄者，桂枝也；气之厚者，肉桂也。气薄则发泄，桂枝上行而发表；气厚则发热，肉桂下行而补肾。此天地亲上亲下之道也。

细辛，味辛，性温，无毒。升也，阳也。其用有二：止少阴合病之首痛，散三阳数变之风邪。

栀子，味苦，性大寒，无毒。沉也，阴也。其用有三：疗心中懊憹颠倒而不得眠，治脐下血滞小便而不得利。易老云：轻飘而象肺，色赤而象火。又能泻肺中之火。

葛根，味甘平，性寒，无毒。可升可降，阳中之阴也。其用有四：发伤寒之表邪，止胃虚之消渴，解中酒之苛毒，治往来之温疟。

瓜蒌根，味苦，性寒，无毒。沉也，阴也。其用有二：止渴退烦热，补虚通月经。

猪苓，味淡甘平，性温，无毒。降也，阳中之阴也。其用有二：除湿肿，体用兼备；利小水，气味俱长。

干姜，生则味辛，炮则味苦。可升可降，阳也。其用有二：生则逐寒邪而发表，炮则除胃冷而温中。

草龙胆，味苦，性寒，无毒。沉也，阴也。其用有二：退肝经之邪热，除下焦之湿肿。

苏木，味甘咸平，性寒，无毒。可升可降，阴也。其用有二：破疮疡死血，非此无功；除产后败血，有此立验。

杜仲，味辛甘①平，性温，无毒。降也，阳也。其用有二：强志壮筋骨，滋肾止腰疼。酥炙去其丝，功效如神应。

天门冬，味苦辛，性大寒，无毒。升也，阴也。其用有二：保肺气，不被热扰；定喘促，陡得康宁。

麦门冬，味甘平，性寒，无毒。降也，阳中之阴也。其用有四：退肺中隐伏之火；生肺中不足之金；止燥渴，阴得其养；补虚劳，热不能侵。

木通，味甘平，性寒，无毒。降也，阳中之阴也。其用有二：泻小肠火，积而不散；利小便热，闭而不通。泻小肠火无他药可比，利小便闭与琥珀同功。

地骨皮，味苦平，性寒，无毒。升也，阴也。其用有二：疗在表无定之风邪，主传尸有汗之骨蒸。

桑白皮，味甘，性寒，无毒。可升可降，阳中之阴也。其用有二：益元气不足而补虚，泻肺气有余而止咳。

甘菊，味苦甘平，性微寒，无毒。可升可降，阴中之阳也。其用有二：散八风上注之头眩，止两目欲脱之泪出。

红花，味辛，性温，无毒。阳也。其用有四：逐腹中恶血，而补血虚之虚；除产后败血，而止血晕之晕。

赤石脂，味甘酸，性温，无毒。降也，阳中之阴也。其用有二：固肠胃，有收敛之能；下胎衣，无推荡之峻。

通草，味甘平，性微寒，无毒。降也，阳中之阴也。其用有二：阴窍涩而不利，水肿闭而不行。涩闭两俱立验，因有通草之名。

乌梅，味酸平，性温，无毒。可升可降，阴也。其用有二：

---

① 甘：原作"廿"，据赵瀛刻本改。

收肺气，除烦止渴；主泄痢，调胃和中。

川椒，味辛，性大热，有毒。浮也，阳中之阳也。其用有二：用之于上，退两目之翳膜；用之于下，除六腑之沉寒。

葳蕤，味甘平，性温，无毒。降也，阳中之阴也。其用有四：风淫四末不用，泪出两目眦烂，男子湿注腰疼，女子面班黑黯。

秦皮，味苦，性寒，无毒。升也，阳也。其用有四：风寒湿合而成痹，青白翳幻遮睛，女子崩中带下，小儿风热痫惊惊①。

白头翁，味苦，性温，无毒。可升可降，阴中之阳也。其用有四：传男子阴疝偏肿，治小儿头秃膻腥，鼻衄血无此不效，痢赤毒有此获功。

牡蛎，味咸平，性寒，无毒。可升可降，阴也。其用有四：男子梦寐遗精，女子赤白崩中，荣卫往来虚热，便滑大小肠同。

干漆，味辛平，性温，有毒。降也，阳中之阴也。其用有二：削年深坚结之沉积，破日久秘结之瘀血。

南星，味苦辛，性温，有毒。可升可降，阴中之阳也。其用有二：坠中风不省之痰涎，主破伤如尸之身强。

商陆，味酸辛平，性寒，有毒。降也，阳中之阴也。其味酸辛，其形类人，其用疗水，其效如神。

葶苈，味苦，性寒，无毒。沉也，阴中之阴也。其用有四：除遍身之浮肿，逐膀胱之留热，定肺气之喘促，疗积饮之痰厥。

海藻，味咸，性寒，无毒。沉也，阴中之阴也。其用有二：利水道，通闭结之便；泄水气，消遍身之肿。

---

① 惊惊：诸本同，疑衍一"惊"字。

竹叶，味辛苦平，性寒，无毒。可升可降，阳中之阴也。其用有二：除新旧风邪之烦热，止喘促气胜之上冲。

葱白，味辛，性温，无毒。升也，阳也。其用有二：散伤风阳明头痛之邪，止伤寒阳明下痢之苦。

天麻，味辛平，性温，无毒。降也，阳也。其用有四：疗大人风热头眩，治小儿风痫惊悸，祛诸风麻痹不仁，主瘫痪语言不遂。

大枣，味甘平，性温，无毒。降也，阳也。其用有二：助脉强神，大和脾胃。

威灵仙，味苦，性温，无毒。可升可降，阴中之阳也。其用有四：推腹中新旧之滞，消胸中痰唾之痞，散苛痒皮肤之风，利冷疼腰膝之气。

鼠黏子，味辛平，性微寒，无毒。降也，阳也。其用有四：主风湿瘾疹盈肌，退风热咽喉不利，散诸里疮疡之毒，利凝滞腰膝之气。

草豆蔻，味辛，性温，无毒。浮也，阳也。其用有二：去脾胃积滞之寒邪，止心腹新旧之疼痛。

玄胡索，味苦辛，性温，无毒。可升可降，阴中之阳也。其用有二：活精血，疗产后之疾；调月水，主胎前之证。

东垣报使

太阳	羌活	黄柏	
阳明	白芷	升麻	石膏
少阳	柴胡	青皮	
太阴	白芍药		
少阴	知母		
厥阴	青皮	柴胡	

小肠膀胱属太阳，藁本羌活是本方。

三焦胆与肝包络，少阳厥阴柴胡强。

阳明大肠兼足胃，葛根白芷升麻当。

太阴肺脉中焦起，白芷升麻葱白乡。

脾经少与肺经异，升麻芍药白者详。

少阴心经独活主，肾经独活加桂良。

通经用此药为使，更有何病到膏肓。

十八剂第九^①

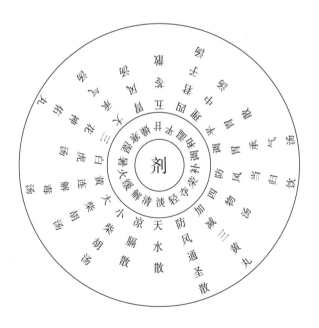

轻剂通圣散

治风热郁结，憎寒发热，筋脉挛痹，肢体焦痿，头目昏眩，耳鸣鼻塞，口苦舌干，咽喉不利，涕唾稠黏，咳嗽上气，肠胃

---

① 第九：原无，据上标题之例补。

燥涩，便血瘀血，疮疡肿痛，痎疟不痊，妇人产后血滞腹痛，小儿惊风积热，并坠马、跌仆、疼痛或伤寒、伤风等证，并皆治之。

防风　芒硝　连翘　川芎　麻黄　薄荷　白芍药　当归大黄各五钱　黄芩　桔梗　石膏各一两　甘草二两　荆芥　山栀白术各一钱　滑石三两

上㕮咀，每服一两重或二两重，水二盏，生姜三片，同煎七分，去柤①，温服，不拘时候。如发散风寒，加葱白三茎。如治痰嗽，每服加半夏少许。

清剂凉膈散

治心火上盛，膈热有余，目赤头眩，口疮唇裂，鼻衄吐血，咳嗽痰涎，淋闷不利，大小便不通，或伤寒半表半里，及胃热发斑，及阴耗阳竭，用以养阴退阳。或汗下后余热不解，并小儿疮痘黑陷，并皆治之。

连翘一两　甘草　山栀　黄芩　大黄　薄荷各五钱　朴硝一分

上为㕮咀，每服一两，水一钟，竹叶三十片，同煎七分，去柤，入生蜜少许，食后温服。加黄连五钱，名清心汤。

暑剂白虎汤

治伤寒阳明经头痛，自汗，不恶寒，或中暑头痛，自汗，背恶寒，及小儿痘疮。夏月极热，热生喘促，宜预服之。

知母一两五钱　石膏末四两　甘草一两　粳米一合

上为㕮咀，每服一两，水一钟，煎至七分，去柤温服，不拘时候。或伤寒脉浮，自汗，表不解，每服加苍术一撮，名苍

---

① 柤（zhā 扎）：渣滓。

术白虎汤。

火剂解毒汤

治伤寒大热，狂躁，喘满，谵语，目赤，及阳厥极深，脉微身冷，与湿热下痢，并宜服之。

黄连　黄柏　黄芩　山栀各等分

上为㕮咀，每服一两，水一钟，煎至七分，去粗①温服，不拘时候。或伤寒腹满呕逆，加半夏、白茯苓、厚朴各少许，名半夏黄连解毒汤，又名既济汤。

解剂小柴胡汤

治伤寒往来寒热，胸胁痞痛，口苦舌干，耳聋干呕，或汗后余热不解，及妇人产后潮热，并皆治之。

柴胡二两　黄芩一两　人参五钱　甘草五钱　半夏三分

上为㕮咀，每服一两，水二盏，生姜三片，枣二枚，同煎至七分，去粗，温服，不拘时候。

甘剂五苓散

治伤寒脉浮，表不解，小便不利，身微热，或痞而下利，或痞而淋涩，及一切湿热泄泻、霍乱，并宜服之。

泽泻一两　猪苓　白术　白茯苓各五钱　官桂一分

上为㕮咀，每服一两，水二盏，煎至七分，去粗，温服。或为细末，白汤调服亦可。

淡剂天水散

治伤寒表里俱热，烦渴口干，小便不通，及霍乱吐泻，下利肠澼。偏主石淋，及妇人产难，催生下乳，神仙之妙药也。

---

① 粗：原作"租"，据赵瀛刻本改。

桂府滑石腻白者，六两　粉草一两，研烂

上为极细末，每服三钱，白汤调下，新水亦得①。加薄荷末少许，名鸡苏散；加青黛末少许，名碧玉散。治疗并同，但以回避世俗之轻侮尔。

缓剂大柴胡汤

治伤寒表里俱热甚，阳明经、少阴经证，微下之药也。

柴胡　大黄各一两　枳实麸炒　半夏制　赤芍药　黄芩各五钱

上为㕮咀，每服一两半，水二盏，生姜三片，枣二枚，煎至七分，去柤，温服，不拘时候。

寒剂大承气汤

治伤寒里证悉具，或狂妄，腹满，实痛，燥粪不通，急下之剂也。

大黄　芒硝各半两　枳实　厚朴各钱半

上为㕮咀，分作二服，水二盏，生姜五片，煎至七分，去柤，入芒硝，再煎一二沸，温服，不拘时候。未利再服次剂。

调剂调胃承气汤

治伤寒阳明经里热甚，谵语，或协热下利，此缓下之剂也。

大黄　芒硝　甘草各三钱

上为㕮咀，水一钟，煎至七分，去柤，温服，不拘时候。

夺剂加减三黄丸

治积热、风热、燥热、酒毒热、疟疾热、疮疥热，此药推陈致新，宣通气血。

大黄　黄芩各二两　黑牵牛取头末　滑石各四两　黄连

---

① 得：此后原衍"未"字，据闵齐伋刻本删。

川芎　薄荷各半两

上先碾牵牛为末，别碾余药，同和匀，滴水为丸，或炼蜜为丸，如桐子大。每服三十丸，温水下，食后或临卧服。

湿剂三花神佑丸

治湿热肿满，腹胀燥热，肠垢不通，风热疮疥不已，或久疟，或癥瘕，或下利，或疝气，并皆治之。

甘遂面裹，浆水煮　芫花醋拌炒　大戟各五钱　黑牵牛取头末大黄各二两

上除牵牛外，别碾余药，和匀，滴水为丸。每服二十丸，温水下，临卧服。

补剂防风当归饮

治心火上盛，肾水下虚，往来寒热，怯弱不耐，饮食减少。

柴胡　黄芩　人参　甘草　当归　白芍药　大黄各一两　滑石二两

上为㕮咀，每服一两，水二盏，生姜三片，同煎七分，去粗，温服，不拘时候。

平剂四君子汤

治虚人气弱，饮食不进；婴儿弱其胃气，吐乳。

人参　白术　白茯苓　甘草各半两

上为㕮咀，每服一两，水一盏半，煎七分，去粗，温服，不拘时候。或为细末，白汤调服亦妙，加藿香、扁豆尤佳。

荣剂四物汤

治妇人经水不调，或来多而在月前，或来少而在月后，或胎前孕动不安，或产后腹痛不止，此妇人之仙药也。

当归　白芍药　川芎　熟地黄各等分

上为咬咀，每服一两，水一盏，煎七分，去柤，食前空心温服。一曰春，二曰头痛，三曰脉弦，加川芎一倍。一曰夏，二曰腹痛，三曰脉洪，加白芍药一倍。一曰秋，二曰血少，三曰脉涩，加当归一倍。一曰冬，二曰少精，三曰脉微，加熟地黄一倍。

涩剂胃风汤，一名燥剂

治风寒入胃，肠鸣腹痛，泄泻不止。

人参　白术　白茯苓　当归　白芍药　川芎各等分　官桂少许

上为咬咀，每服一两，水一钟，入粟米一撮，生姜三片，枣二枚，同煎七分，去柤，空心或食前温服。

和剂平胃散

治饮食失节，饥饱失时，四肢困倦，口吐酸水，呕逆恶心，面黄肌瘦。

苍术二两，米泔水浸一宿　厚朴姜制　陈皮　甘草各一两

上为咬咀，每服一两，水二钟，生姜三片，枣二枚，同煎七分，去柤，温服，不拘时候。

温剂理中汤

治因冷过多，胃脘当心而痛，泄泻清谷。

人参　白术　干姜炮　甘草炙，各等分

上为咬咀，每服一两，水一钟，煎七分，去柤，温服，不拘时候。

双解散

治伤寒伤风，或有汗，或无汗，表证悉具，内热口干。

通圣　天水各一半

上为㕮咀，每服二两，水二大钟，生姜三片，葱白三根，同煎七分，去粗，微热服，以取其汗。

补中益气汤

治饥饱劳役，四肢无力，百节酸疼，身热头痛，口淡失味。

黄芪　人参　甘草炙　当归　白芍药　升麻　柴胡　橘皮　黄芩　葛根　黄柏　白术　青皮　生甘草梢各等分

上为㕮咀，每服一两半，水二盏，生姜三片，枣二枚，同煎七分，去粗，温服，以取微汗。

三一承气汤

治伤寒大承气汤证，腹满实痛；调胃承气证，谵语下利；小承气汤证，内热不便。三乙承气汤合而为一也，及治中风僵仆，风痫发作，并皆服之，此下剂也。

大黄　芒硝各一两　厚朴　枳实一两　甘草五钱

上㕮咀，分作三服，每服水二盏，生姜三片，同煎七分，去粗，温服，不拘时候，以利为度。

半夏橘皮汤

治一切呕吐不止。

人参　白术　白茯苓　甘草　黄芩　半夏　厚朴　藿香叶　葛根　橘皮各等分

上为㕮咀，每服一两，水一碗，煎七分，去粗，入生姜自然汁少许，温服，不拘时候。

白术调中汤

治伤寒冷物过多，以致阴盛阳衰，上下所出水液澄澈清冷，手足厥逆，心腹皆痛。

泽泻　白茯苓　白术各一两　干姜炮　官桂　砂仁　陈皮

藿香叶　甘草各半两

上为咬咀，每服一两半，水二盏，煎七分，去租，温服，不拘时候。或为细末，白汤调服亦可。若炼蜜为丸，如弹子大，细嚼，用白汤下，名白术调中丸。

香薷汤

治中暑身热，自汗，头痛，恶心。

香薷一两　厚朴　白扁豆各五钱　黄连二钱五分

上为咬咀，水一钟，入酒少许，同煎七分，去租，冷服，不拘时候。

茵陈蒿汤

治伤寒湿热发黄，身如橘皮色，大小便不利。

茵陈蒿一两　大黄五钱　山栀子二钱半

上为咬咀，作一服，水二大盏，煎七分，去租，温服，以利为度。

桃仁承气汤

治伤寒瘀血，大便黑，小便利，小腹胀满。

大黄　芒硝　甘草各三钱　当归尾　桃仁各二钱

上为咬咀，作一服，水一钟，煎七分，去租温服，以血下为度。

当归玉烛散

治妇人经水热结不通。

当归　赤芍药　川芎　生地黄各五钱　大黄　芒硝　甘草各一两

上为咬咀，每服一两半，水二钟，先煎余药，次下芒硝，再煎一二沸，空心热服。

木香导气丸

治心火上盛，肾水下虚，气血壅滞，肢体憔悴，面色痿黄，胸膈痞闷，妇人经候不调，小儿疳疾乳癖，并宜服之。

木香　槟榔　青皮　广茂① 黄连各五钱　黄柏一两半　香附三两　大黄一两半　枳壳一两　黑牵牛四两, 取头末

上为细末，滴水为丸，如桐子大。每服五十丸，温水下，不拘时候。

柴胡饮子

治伤寒后余热，及妇人产后蒸热，男子骨蒸潮热，并宜服之。

柴胡　黄芩　人参　甘草　当归　白芍药产后减芍药加生地黄大黄各等分

上为㕮咀，每服一两，水一钟，生姜三片，同煎七分，去粗，温服，不拘时候。

小承气汤

治伤寒日深，恐有燥粪，欲知之法，少服小承气汤，肠中转失气者必有燥粪，乃可攻之，此和胃气之药也。

枳实　厚朴　大黄各等分

上为㕮咀，每服半两，水一盏，生姜三片，同煎七分，去粗，不拘时候，温服。

消滞丸

消酒进食，宽中利膈。

黑牵牛半斤, 炒, 取头末四两　香附子　五灵脂炒, 各二两

---

① 广茂：疑为"广茂"之误。广茂（shù 树），莪术的异名。

上为细末，醋糊为丸，桐子大。每服三十丸，食后生姜汤送下。

禹攻散

治一切水湿疝气。

黑牵牛末，一两　茴香炒，半两

上为细末，每服五钱，生姜汤调下，临卧服。

羌活愈风汤

羌活　甘草　蔓荆子　防风　川芎　细辛　枳壳　人参　麻黄　薄荷　枸杞　当归　知母　地骨皮　黄芪　独活　杜仲　白芷　秦艽　柴胡　半夏　前胡　厚朴　熟地黄　防己各二两白芍药　黄芩各三两　石膏四两　苍术四两　生地黄四两　官桂一两　白茯苓二两

一方加：

寄生　陈皮　白茯苓三两　赤茯苓　藁本　青皮　天麻　牛膝　赤芍药　桔梗　大黄

上各等分，每服二两，水二钟，天阴加生姜三片，同煎七分，去粗，温服，不拘时候。如欲发汗，加麻黄一倍。如欲利，加大黄一倍。如虚风，群药二沸，入常酒半钟。如寒湿之气疼痛，亦加酒半钟，空心食前一服，临卧一服。风证，早晨服。寒湿气，临卧服，微汗为度。

独活寄生汤

治风寒湿痹。

独活二两　寄生　杜仲锉，细炒　牛膝酒浸半日，晒干　秦艽　当归　白芍药　川芎　熟地黄　官桂　细辛　茯苓　防风　甘草　人参各一两上为吹咀，每服一两半，水二钟，生姜三片，同煎七分，去粗，微热服，不拘时候。

转舌膏

治中风舌蹇不语。

清剂加：菖蒲　远志各少许

上为细末，炼蜜为丸，如樱桃大，朱砂为衣。每服三五丸，用薄荷汤化开，或食后，或临卧，或食远服。

活命金丹

治中风神不清。

清剂加：青黛　蓝根各一分

上为细末，炼蜜为丸，如弹子大，朱砂为衣，外加金箔。每服一丸，用茶清化开，食后或临卧服。

小陷胸汤

治伤寒心下满痛，名曰小结胸。

瓜蒌半枚，带子锉碎　生半夏三枚　黄连二钱　生姜三钱

上用水一大碗煎瓜蒌实，取汁半碗，后下余药，再煎三四沸，去粗，温服，不拘时候。

大陷胸汤

治伤寒从心下至小腹坚满硬痛，名曰大结胸。

大黄　芒硝各半两　生甘遂末，少许

上用水一大碗，先煎大黄、甘遂，次下芒硝，取半碗，分作二处，先服一半，以利为度，未利再服。非明了医士未敢用此药也。

三黄泻心汤

治心经热。

大黄　黄芩　黄连各等分

上为咬咀，每服三钱，水一盏，煎七分，去粗，食后温服。

宁肺散

治一切寒嗽。

罂粟壳不拘多少　甘草　干姜　当归　白矾　陈皮

上为细末，每服三钱，用乌梅三个，煎虀汁半盏，临卧调服。

如神丸

治一切痫病。

代赭石一两　白矾半两

上为细末，用糯米粥为丸，如桐子大。每服三十丸，用温米饮汤，食后送下。

延寿丹

治一切筋挛骨痛寒湿之疾。

草乌头一两，炮制　苍术二两　小茴香炒，三两

上为细末，酒打面糊为丸。每服三十丸，如桐子大；每服五十丸，如豌豆大。用盐酒空心下，以干物压之，忌食热物。

清解散

治一切感冒。

苍术炒，二两　荆芥二两　甘草一两　麻黄一两半

上为咬咀，每服一两半，水二钟，生姜三片，葱白一茎，同煎七分，去粗，微热服。以被盖覆，取汗为度，不拘时候。

如意通圣散

治风湿走注疼痛。

罂粟壳　丁香皮　麻黄　防风　当归　川芎　甘草各等分

上为哎咀，每服一两半，炒令黄色，水二钟，煎七分去粗，入研细乳香、没药二味各少许，再煎一沸，微热服。以被盖覆，取汗为度，不拘时候。

大橘皮汤

治一切湿热肿满，小便赤涩，大便泄泻，心腹痞闷。

五苓　天水各半两　木香　槟榔　陈皮各一撮

上为哎咀，水二钟，生姜三片，同煎七分，去粗，温服，不拘时候。

三化汤

治中风大便不通。

小承气一两　羌活二钱

上为哎咀，水二钟，生姜三片，同煎七分，去粗，温服，不拘时候，以利为度。

玄青丸

治大人小儿一切痢疾。

湿剂加：黄连　黄柏　青黛各五钱

上为细末，滴水为丸，如绿豆大。每服十五丸，温水下，在食前空心。如治小儿，丸如麻子大，每服十丸，量岁用之。

芍药柏皮丸

治一切血痢。

黄连　黄柏　当归　白芍药各等分

上为细末，面糊为丸，如桐子大。每服百丸，温水食前送下。

大金花丸

火剂不拘多少，加大黄。

上为细末，面糊为丸，如桐子大。每服五十丸，温水下，食后或临卧。

搜风丸

治一切痰实。

人参　白术　白茯苓　南星　半夏　白矾各五钱　薄荷　蛤粉　寒水石　藿香各三钱　黄芩二两　大黄　滑石　黑牵牛半斤，取头末四两　干生姜四钱

上为细末，滴水为丸，如桐子大。每服三十丸，食后生姜汤下。

琥珀散

治经水不调。

穿山甲灰火内炮，五钱　当归尾，焙　蒲黄三钱　辰砂一分

上㕮咀，碾为细末。每服三钱，空心温酒调下。

八正散

治小便不通兼闷。

瞿麦　萹蓄　木通　车前　山栀　大黄　甘草　滑石各等分

上为㕮咀，每服一两半，水二钟，灯心三十茎，同煎七分，去粗。食前温服。

珍珠粉丸

治脱滑精气。

黄柏二两　蛤粉一两，炒

上为细末，面糊为丸，如桐子大。每服百丸，空心盐汤下。

封髓还元丹

治脱滑精气。

黄柏二两　　砂仁　甘草各五钱

上为细末，面糊为丸。每服五十丸，如桐子大；每服百丸，如绿豆大。空心盐汤下。

瓜蒂散

治中风牙关紧急及风痫病之吐剂。

瓜蒂　赤小豆各等分

上为细末，每用半钱，强壮人一钱，用白汤调下，不拘时候。不吐者以虀汁半盏，顿服，以鸡翎探之。吐不止者，以麝香汤止之。

便毒①发肿

知母　　贝母　黑牵牛　天花粉　穿山甲　威灵仙

上水酒煎服。

---

① 便毒：病证名。指肛门前后生疮。

总 书 目

I

诊　法

针灸推拿

本　草

IV